UMA VIDA BEM VIVIDA

UMA VIDA
BEM VIVIDA

Dra. Gladys McGarey

UMA VIDA BEM VIVIDA

Os seis segredos de uma médica
centenária para ter saúde e
felicidade em todas as idades

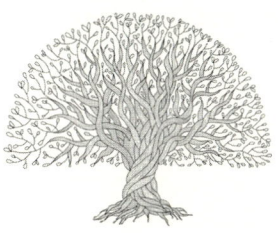

Tradução de Bruno Casotti

Rocco

Título original
THE WELL-LIVED LIFE
A 102-Year-Old Doctor's Six Secrets to Health
and Happiness at Every Age

Copyright © 2023 *by* Gladys McGarey

Todos os direitos reservados.
Nenhuma parte desta obra pode ser reproduzida ou transmitida por meio eletrônico, mecânico, fotocópia ou sob qualquer outra forma sem a prévia autorização do editor.

Direitos para a língua portuguesa reservados
com exclusividade para o Brasil à
EDITORA ROCCO LTDA.
Rua Evaristo da Veiga, 65 – 11º andar
Passeio Corporate – Torre 1
20031-040 – Rio de Janeiro – RJ
Tel.: (21) 3525-2000 – Fax: (21) 3525-2001
rocco@rocco.com.br | www.rocco.com.br

Printed in Brazil/Impresso no Brasil

Preparação de originais
ANGÉLICA ANDRADE

CIP-BRASIL. CATALOGAÇÃO NA PUBLICAÇÃO
SINDICATO NACIONAL DOS EDITORES DE LIVROS, RJ

M127v

McGarey, Gladys, 1920-
　　Uma vida bem vivida : os seis segredos de uma médica centenária para ter saúde e felicidade em todas as idades / Gladys McGarey ; tradução Bruno Casotti. - 1. ed. - Rio de Janeiro : Rocco, 2023.

　　Tradução de: The well-lived life a 102 – year – old doctor's six secrets to health and happiness at every age
　　ISBN 978-65-5532-384-9
　　ISBN 978-65-5595-227-8 (recurso eletrônico)

　　1. Longevidade. 2. Conduta da vida. 3. Autorrealização. 4. Medicina holística. I. Casotti, Bruno. II. Título.

23-85692　　　　　　　　　　CDD: 612.68
　　　　　　　　　　　　　　CDU: 612.68

Gabriela Faray Ferreira Lopes - Bibliotecária - CRB-7/6643

O texto deste livro obedece às normas do Acordo
Ortográfico da Língua Portuguesa.

Às cinco gerações de amor e cura em minha família e a você, leitor. Espero que descubra que estas palavras ajudam a curar o corpo e a guiar a alma. Você está aqui por um motivo.

SUMÁRIO

Prefácio do dr. Mark Hyman — 13
Introdução: Olhar para a vida — 16

PRIMEIRO SEGREDO:
VOCÊ ESTÁ AQUI POR UM MOTIVO — 27

1. O sumo — 29
2. Por que estou aqui? — 37
3. Somos peças de um quebra-cabeça — 45
4. Onde despejar meu sumo? — 51
5. Conecte-se com o desejo — 58

Prática: Encontrando seu sumo — 61

SEGUNDO SEGREDO:
TODA VIDA PRECISA ESTAR EM MOVIMENTO — 65

6. Quando nos sentimos presos — 67
7. A vida está sempre em movimento — 73
8. Mova-se em meio à dor — 79
9. Paralisados pela vergonha — 87

10. Libere o que não importa ... 92
11. Remova o bloqueio ... 99
12. Encontre o fio de água ... 104

Prática: Liberando ... 107

TERCEIRO SEGREDO: AMOR É O REMÉDIO MAIS PODEROSO ... 109

13. Amor e medo ... 111
14. Escolhas ... 116
15. A importância do amor-próprio ... 120
16. Como receber amor ... 126
17. Como dar amor ... 131
18. Amor e milagres ... 134

Prática: Amando a si mesmo para se curar ... 139

QUARTO SEGREDO: VOCÊ NUNCA ESTÁ SOZINHO ... 141

19. Vida é conexão ... 143
20. Aceite a imperfeição ... 149
21. Encontre seus amigos ... 154
22. Como estabelecer limites ... 161
23. O poder da escuta ... 168
24. Anjos existem ... 173

Prática: Tecendo a vida juntos ... 179

QUINTO SEGREDO: TUDO É UMA LIÇÃO ... 181

25. Sempre há uma lição ... 183
26. Pare de brigar ... 188
27. O papel dos sonhos ... 194

28.	Quando insistimos na dor	199
29.	Nos momentos extremos	205
30.	Lição após lição	212

Prática: Encontrando a lição   217

SEXTO SEGREDO:
GASTE SUA ENERGIA AMPLAMENTE   221

31.	Energia como investimento	223
32.	O que vale sua energia?	227
33.	Abra espaço para os milagres	232
34.	Alimente o que é positivo	238
35.	Mude o foco	243

Prática: Abraçando a vida   248

Conclusão: O momento certo é agora   250
Agradecimentos   262
Notas   268

Ao longo de oito décadas na medicina e dez no planeta, trabalhei com milhares de pessoas. Incluí muitas de suas histórias aqui na medida que consigo me lembrar. Para resguardar sua privacidade, mudei muitos nomes, alterei detalhes cruciais das histórias e, em alguns casos, combinei experiências de pessoas diferentes em uma. O que não mudei é a profunda transformação de alma que testemunhei nesses indivíduos e o efeito igualmente profundo que cada um desses processos surtiu no caminho de minha própria alma.

PREFÁCIO

Dr. Mark Hyman

Quando conheci a dra. Gladys, soube que estava diante de uma das grandes curadoras e sábias de nosso tempo. Outras inúmeras pessoas tiveram a mesma sensação. O sentimento é de se estar na presença de alguém com uma profunda compreensão da condição humana — as alegrias e as tristezas, as lutas inevitáveis e as alegrias comemoradas. Ela é uma curadora natural, de uma cordialidade rara e uma sabedoria adquirida com esforço. Conhecer a dra. Gladys ao longo destas páginas não é diferente. Este primeiro livro leigo da autora está sendo gestado há mais de 100 anos, e valeu a pena esperar. A dra. Gladys é uma pioneira global que ajudou a transformar nossa definição de saúde e cura. Esta obra extraordinária oferecerá a milhões de leitores os segredos simples, mas revolucionários, para descobrir as verdadeiras saúde e felicidade em todas as idades.

A dra. Gladys tem quase 80 anos de experiência na medicina — ou mais, se contarmos seu treinamento não oficial ao ajudar os pais missionários médicos enquanto cuidavam de alguns dos pacientes mais vulneráveis e desprivilegiados na Índia. Há muito tempo, ela é conhecida como a mãe da medicina holística, embora "avó" ou talvez "bisavó" possam ser palavras mais precisas agora. Depois de concluir seu treinamento durante a Segunda Guerra Mundial, enfrentando um significativo sexismo como uma das pioneiras em campo, ela se tornou a única mulher cofundadora da American Holistic Medical Association [Associação Norte-Americana de Medicina Holística], em 1978. Sua curiosidade sem limites ao explorar práticas alternativas eficazes a levou a estudar uma série de métodos de cura nas culturas ocidentais, orientais e indígenas, e a aplicá-los à sua prática muito antes de a abordagem ser adotada por outros médicos. Sua crença no respeito às mães e na desmedicalização de processos naturais a levou a defender a prática de partos domésticos seguros durante os anos 1960 e 1970. A dra. Gladys também foi uma das primeiras defensoras da nutrição no campo alopático, ao perceber que o que comemos afeta cada célula de nosso corpo — uma descoberta importante que influenciou gerações de médicos. Mesmo assim, sua crença de que as doenças podem nos oferecer um *insight* sobre a vida e o desenvolvimento da alma ainda soa como uma ideia radical no campo médico.

Uma vida bem vivida se tornará um clássico não apenas para gerações de pacientes e profissionais, mas para pessoas que simplesmente desejam uma vida mais rica e feliz. Como a própria dra. Gladys, este livro parece falar tanto das dores da alma como das enfermidades do corpo, e explora a fonte mais profunda da enfermidade e da saúde, da doença e do bem-estar. A cura que a dra. Gladys defende é tanto espiritual quanto física. Ela explica que a verdadeira saúde está em transformar nossa relação com os desafios, os sofrimentos e as doenças incontornáveis da vida de forma a podermos experimentar alegria e realização profundas.

Além de nos presentear um roteiro de como experimentar tudo o que a vida tem a oferecer, a dra. Gladys é um modelo para tudo o que ensina. Dá aos leitores um exemplo elucidador

Prefácio 15

de como a vida deve ser vivida: como um processo em movimento, em evolução, no qual despendemos nossa energia com vigor e envelhecemos com saúde. Num mundo que tende a ser antienvelhecimento, a dra. Gladys arrisca um olhar positivo sobre o que nossa inevitável marcha em direção à velhice pode se tornar: uma fonte de alegria e realização cada vez maior, enquanto continuamos a descobrir e a realizar o verdadeiro propósito de nossa alma. Em outras palavras, a dra. Gladys nos ensina a viver a melhor vida possível para que, quando nossos dias chegarem ao derradeiro fim, possamos ter a certeza de que foram verdadeiramente bem vividos.

Os seis segredos da dra. Gladys têm origem em sua história pessoal inspiradora e na de seus pacientes, muitos dos quais experimentaram curas milagrosas, não apenas de doenças, mas da vida em um sentido mais amplo. Este livro é a culminação de tudo que a dra. Gladys aprendeu e ensinou durante um século. E, embora muitos possam considerar que ela teve uma vida bem vivida, vale lembrar que ela ainda não parou de viver. A dra. Gladys possui uma vida mais ativa do que a de muitos com a metade de sua idade e, ainda por cima, tem um plano de 10 anos pela frente. Como afirma com orgulho, aos quase 102 anos, ela está apenas começando.

Introdução

OLHAR PARA A VIDA

Fiz 102 anos em 2023. Por eu ser uma médica em seu segundo século, com frequência me perguntam o segredo para uma vida longa, saudável e feliz. Eu corro? Faço Pilates? Como bolo? Não, não corro. Faço Pilates de vez em quando. E sim, como bolo. Na verdade, adoro bolo. Até preparei um para meu aniversário de 95 anos.

Em quase oito décadas de medicina, tratei muitos pacientes tão empenhados em encontrar a dieta perfeita, que ficavam doentes; outros tinham um medo tão grande de morrer, que quase desistiam de viver; e quase todos esperavam que eu lhes dissesse que vitaminas tomar para poderem viver para sempre — ou pelo menos alguns anos a mais.

Infelizmente, mesmo depois de mais de 100 anos neste planeta, ainda estou para descobrir um ingrediente secreto que comprovadamente assegure uma vida longa e saudável — sem dúvida, não é algo que você possa pôr num liquidificador.

Apesar disso, posso ajudar você a descobrir os segredos das verdadeiras saúde e felicidade. Não tem nada a ver com vitaminas ou suplementos. Baseiam-se apenas numa mudança de perspectiva.

Ao longo de minhas muitas décadas de prática, passei a entender que o objetivo da medicina — e da vida — é bem diferente daquilo que me ensinaram na universidade. A maioria das pessoas pensa que o papel da medicina é simplesmente promover o bem-estar físico ao impedir seja lá o que nos adoeça. Mas o objetivo maior é cultivar um ambiente saudável — o corpo — em que a alma possa realizar seu propósito. Cada um de nós chegou aqui com um propósito. E, para mim, a verdadeira saúde não tem nada a ver com diagnosticar uma doença ou prolongar a vida sem nenhum objetivo além desse; é descobrir quem somos, prestar atenção em como somos chamados a crescer e a mudar, e escutar o que faz nosso coração bater mais forte.

Essa perspectiva reflete minha filosofia mais ampla: a de que cada indivíduo é parte de um todo maior. Assim como as células do corpo trabalham juntas para sustentar a vida, tudo que é vivo trabalha junto para criar o universo que habitamos. Cada um de nós é, portanto, único e essencial.

Para compreender essa visão mais ampla e mais completa de doença e cura — e da própria vida —, precisamos entender como o bem-estar funciona de fato. Ao contrário do que a comunidade médica acredita, médicos não curam pacientes; apenas os pacientes podem se curar. Como médicos, combinamos habilidades, conhecimento e inventividade para tratar os pacientes. Nós nos importamos profundamente com as pessoas e canalizamos essa compaixão para nossa profissão. Esse é nosso papel sagrado na Terra. Mas, no fim das contas, os melhores médicos sabem que a cura vem de dentro.

Essa pode ser uma admissão surpreendente vindo de uma médica. Mas não sou nem um pouco alheia a visões alternativas sobre o que é a saúde. Sou filha de médicos osteopatas — minha mãe foi uma das primeiras mulheres doutoras em osteopatia e meu pai era doutor em osteopatia e medicina. Eles me criaram na Índia, onde fui exposta a uma série de experiências mais ampla do que a da maioria dos colegas com os quais treinei na escola de medicina. A partir dos anos 1950, junto a meu marido, o dr. Bill McGarey, comecei a pesquisar e discutir ideias que na época eram avançadas: a noção de que somos almas tendo uma experiência humana, de que alguma parte de nós está interconectada com outras pessoas e de que chegamos aqui como parte de uma missão pessoal e coletiva de crescimento e cura. Bill e eu participamos da pequena equipe que cofundou a American Holistic Medical Association em 1978 com o objetivo de trazer uma compreensão holística — que une corpo, mente e espírito — para a medicina ocidental moderna. Eu me dedico a essa missão desde então.

É importante afirmar logo de início que a medicina holística não é necessariamente o que chamamos de medicina alternativa; ela incorpora uma variedade de modalidades de cura, inclusive os tratamentos alopáticos que muitos conhecem como medicina moderna ou medicina ocidental.

O termo *medicina holística* se refere não à estratégia, mas à abordagem. Consiste em tratar o paciente inteiro, não apenas a doença. Em ver cada indivíduo como um ser completo e complexo, com um conjunto único de características físicas, psicológicas e espirituais, bem como um conjunto pessoal de objetivos a realizar em seu tempo de vida. A palavra *holística* [*holistic*] combina *todo* [*whole*] e *sagrado* [*holy*], não num sentido especificamente religioso, mas de um modo que respeita a perfeição de cada alma humana e encara o corpo como um instrumento que ajuda a alma em suas tarefas. Doenças e sintomas — desde as dores mais simples até o câncer metastático — também fazem parte desse projeto perfeito, e nos mostram onde o corpo está ferido e o ponto específico que a alma precisa trabalhar em seguida.

É por isso que, quando uma pessoa chega com uma dor de cabeça, é possível que eu lhe pergunte sobre seus sonhos, ou quando está com uma doença crônica, podemos passar a sessão falando sobre sua infância. Essa é a razão pela qual muitos de meus pacientes não me procuram para discutir apenas desafios físicos, mas também emocionais e espirituais. Cada um de nós é um ecossistema complexo de pensamentos, sentimentos, crenças e sensações, e tudo isso tem um papel em nosso estado de saúde.

Não estou interessada apenas em aliviar os sintomas de meus pacientes, mas em ajudá-los a encarar as aflições presentes no contexto da jornada maior que suas almas estão empreendendo.

Os desafios da vida nos apontam a parte de nossa alma que está pronta para se transformar. Como um obstáculo incontornável, o sofrimento chama nossa atenção como uma sirene estridente. Ele grita: "Acorde! Preste atenção! Você tem um trabalho a fazer!" É claro que cada um de nós pode, e deve, se esforçar para evitar o sofrimento. Mas quando abordamos o que nos faz sofrer com curiosidade, perguntando-nos o que isso pode nos ensinar, os momentos difíceis da vida ganham um novo significado. Isso vale para qualquer tipo de sofrimento — físico, emocional e espiritual.

Quando um médico holístico afirma que a mente pode influenciar o corpo, algumas pessoas se preocupam que estejamos dizendo que o paciente provocou a própria doença. Outros, ao escutar que podemos aprender com o sofrimento, chegam à conclusão de que o merecemos. Entendo que seja possível interpretar mal essa abordagem, então quero esclarecer: não estou incentivando o martírio ou sugerindo que o sofrimento é merecido. Também não estou sugerindo que mudar sua perspectiva é a única parte do processo. Quando se tem um osso quebrado, talvez seja necessário recompô-lo; quando a sociedade tem um grande problema, talvez seja necessário extirpá-lo. Mas, mesmo que trabalhemos para atender às realidades físicas de nossos corpos e do mundo, algum grau de sofrimento é inevitável, então é positivo que o usemos para seguir em frente.

É por isso que, embora esteja *relacionado* aos desafios que enfrentamos, o bem-estar não é de todo *governado* por eles. Muitas pessoas vivem com doenças e até grandes dores enquanto permanecem alegres e conectadas a seu propósito. Outras estão livres de doenças e acordam desejando não estar vivas. Ter saúde não implica que vivamos num corpo sem problemas, assim como a felicidade não implica que tenhamos uma vida sem problemas. Saúde e felicidade consistem em estarmos tão conectados à nossa força vital que sentimos que nos encaixamos no mundo à nossa volta.

A verdadeira saúde consiste em viver *com* o mundo à nossa volta como uma experiência empenhada e participativa. Consiste em cooperar com a força vital dentro de nós: a vontade e o desejo de estar presente e de compartilhar nossos dons com o mundo. A disposição para isso se torna nosso senso de propósito e, quando nós o temos, nossa alma pode ser saudável em qualquer estado.

Neste livro, vou guiar você no caminho para encontrar e ativar sua cura e seu aprendizado ao longo da vida, para que possa viver cada dia em sua plenitude. Também vou compartilhar os seis segredos profundos que podem ajudar no processo que chamo de *olhar para a vida*. No entanto, é você quem está no comando desse processo. Você é quem está vivendo sua vida e, no fim, é só você quem pode curá-la de fato. Suas saúde e vitalidade — e, sim, seu propósito e sua felicidade — dependem da criação de uma relação médico-paciente consigo mesmo, em que você escuta atentamente aquilo que alimenta seu interior e lhe traz alegria, bem como receita, para si mesmo, a cura de que mais precisa.

Se eu pudesse resumir o trabalho de minha vida — e o propósito deste livro — em uma frase, seria: **Para estarmos verdadeiramente vivos, precisamos encontrar a força vital dentro de**

Introdução: Olhar para a vida 21

nós e direcionar nossa energia para isso. Adotar essa abordagem muda nossa orientação e somos chamados a enfrentar tudo na vida e a nos envolvermos com ela. Você pode estar pensando: *Eu me envolvo com minha vida! Afinal, estou vivendo!* Mas estou me referindo a um envolvimento alegre e participativo, em que cada respiração e cada momento contam. Estou falando de dançar em passo duplo com a vida, e encontrar a disposição e a positividade para continuar dançando sem se importar com o que aconteça ao longo do caminho. Quando a vida fica difícil, não ficamos desanimados, mas curiosos e ávidos para nos envolvermos ainda mais. Mesmo diante do desafio mais tenebroso, ainda temos acesso ao sentimento de gratidão.

Ao longo destas páginas, vou apresentar alguns dos pacientes incríveis que tive o privilégio de apoiar enquanto eles se conectavam mais profundamente com o propósito de sua alma, adotavam a alegria de modo mais pleno e aprendiam a aceitar amor e cuidado de fontes, por vezes, improváveis. Em alguns casos, a cura foi simplesmente milagrosa. Mas existe uma ciência por trás desses aparentes milagres. Trata-se de os pacientes se alinharem com a energia de vida em seu interior.

Você vai notar que cada uma dessas pessoas teve que participar ativamente de sua cura. Teve que mudar de perspectiva por vontade própria usando qualquer que fosse a força vital que tinha. Tratei todos esses pacientes com amor enquanto os ajudava a enfrentar seus desafios. Alguns se curaram de uma enfermidade física, e outros aprenderam a conviver em paz com uma doença crônica. Alguns acabaram morrendo, e outros viveram quase tanto quanto eu. Todos desenvolveram uma alma mais saudável, se reconectaram com seu propósito de vida e viveram bem.

Além dos relatos provenientes de minha prática, vou compartilhar casos de fora da clínica. Minha trajetória incomum de vida me levou a todos os cantos do mundo e foi longa o bastante para me render algumas boas histórias para contar. Sinto que estou cumprindo meu propósito tanto quando desempenho meu papel de mãe, avó, bisavó e agora até tataravó, como quando desempenho meu papel de médica, portanto incluí pedacinhos dessa parte também. Aprendo algo novo todos os dias, e tive muitas oportunidades de praticar o que prego.

Também tenho a bênção de ser influenciada por um monte de gente extraordinária. Neste livro vão aparecer: meus pais, o dr. John Taylor e a dra. Magdelene Elizabeth Siehl Taylor, ou Beth, que são uns dos osteopatas pioneiros e pessoas de fé, que dedicaram a vida a tratar populações carentes na Índia e criaram a mim e a meus quatro irmãos entre a Primeira e a Segunda Guerra Mundial; dois de meus irmãos, o dr. Carl Taylor e Margaret Taylor Courtwright, que enfrentaram cada momento da vida com alegria até morrerem; minha tia Belle, uma pessoa determinada; e nossa querida babá, Harday, que chamávamos de "Ayah" (Ayah e seu marido, Dar, que cozinhava para nós, eram parte da família, embora eu reconheça que hoje provavelmente a chamaríamos por outro nome); e vários nomes conhecidos de figuras públicas pioneiras cuja vida por acaso se cruzou com a minha.

Ao ler essas histórias, espero que possa dar mais sentido à sua vida. Minha intenção é ajudar você a explorar cada situação para entender seus singulares corpo e alma e assumir o comando de sua vida e sua cura. Tratei milhares de pacientes, e nenhum foi igual ao outro. Você está forjando seu próprio caminho na vida. Sua alma tem uma missão sagrada única e está abrigada em seu corpo único e magnífico, e só você pode direcionar esse processo.

Por meio dessas histórias, você vai conhecer meus seis segredos a um nível pessoal. Grande parte de minha filosofia estava à margem da verdade aceita, mas a ciência a está alcançando! Tenho convicção de que é importante aceitar a ciência, uma vez que ela nos proporciona uma maneira clara e concreta de entender o mundo. Sou pró-ciência porque sou pró-pergunta — gosto de mergulhar nas coisas e descobri-las. Ao mesmo tempo, ser pró-

-pergunta significa entender que há muitas coisas que a ciência ainda não explicou. Sempre vale a pena fazer uma pergunta, mesmo que ainda não saibamos a resposta.

Além de apresentar meus segredos, vou ajudar você a colocá--los em prática, tanto no coração como no corpo, por meio de uma série de exercícios simples. Cada segredo inclui uma breve prática contemplativa, que incentivo você a desenvolver como achar adequado — numa caminhada, com caneta e papel, ou de qualquer jeito que lhe atraia. Nenhum desses segredos é uma cura para tudo; são mais o que minha mãe chamaria de "quebra--galho", o que nos impele a aproveitar ao máximo o que nos foi dado. E com certeza não são lição de casa porque sempre odiei dever de casa! São apenas práticas simples que podem inspirar uma perspectiva nova e holística de como viver bem a vida.

Espero que, ao praticar esses exercícios um certo número de vezes, eles possam se tornar hábitos que você vai levar para a vida toda. Você também pode adaptá-los às suas necessidades porque, se for para tirar uma coisa deste livro, espero que seja a certeza de que é absolutamente capaz de direcionar sua saúde e sua cura, bem como sua vida e seu aprendizado. Acredito que não basta falar sobre essas ideias, precisamos vivê-las e torná-las reais, senti-las em nossos corpos. Portanto, uma vez que você esteja disposto a pensar sobre esses tópicos, vou oferecer maneiras simples para expressá-los e senti-los por meio de práticas incorporadas.

Se você está lendo este livro, já está na jornada para se alinhar com sua alma e se conectar com seu propósito. Mas nenhum de nós consegue fazer isso sozinho, principalmente agora.

Ao longo da vida, muitos de nós se veem fazendo perguntas profundas e prementes: *Quem sou eu de verdade? Por que estou aqui? Como devo viver meus dias? Devo fazer o quê, e com quem? Quando tudo acabar, o que vai ter feito a vida valer a pena?* Entremeadas de incertezas, essas perguntas parecem ainda mais urgentes hoje.

Quero que você acesse a sabedoria em seu interior que gosta de refletir sobre essas perguntas e não tem pressa para respondê-las. Quero ajudar você a enxergar tudo que é possível quando nos conectamos com nossa verdade — sem nos importarmos com o que os outros dizem sobre isso.

Antes de começarmos, tenho uma história para compartilhar.

No início dos anos 1930, eu estava a bordo de um trem de Délhi para Bombaim (hoje Mumbai) com minha família, sentindo pena de mim mesma por estar retornando para os Estados Unidos, onde seria submetida a vestidos passados a ferro, modos apropriados e outras coisas que meu ser de coração selvagem não suportava. Por fim, eu tinha conseguido uma professora da qual gostava na escola e estava arrasada por partir, mas meus pais me asseguraram que voltaríamos em breve. Haviam recebido uma licença e ficaríamos perto da fazenda de trigo da família de meu pai, no Kansas. Eu não imaginava que, quando chegássemos, a Grande Depressão se abateria sobre o país e nos obrigaria a ficar no Kansas por mais de 2 anos — aos 9 anos, eu não tinha como entender a situação. Tudo o que sabia era que estávamos deixando a Índia, dizendo adeus a Ayah e Dar, e indo para uma terra distante que eu visitara apenas uma vez e da qual não me lembrava.

Eu pressionava o rosto empoeirado contra as grades da janela do trem, olhando a terra querida onde nascera, quando o trem começou a reduzir a velocidade. Uma multidão havia se formado ao longo dos trilhos da ferrovia acompanhando uma procissão à frente. As mulheres estavam vestidas com suas melhores roupas, e crianças dançavam e jogavam flores. Adiante, na primeira classe, todos continuaram sentados recatadamente, como se nada estivesse acontecendo. Mas no carro da terceira classe, onde estávamos eu e minha família, pessoas saíam pelas janelas e corriam para se juntar à multidão; outras corriam em cima dos vagões, os pés retumbando sobre o teto de metal.

Introdução: Olhar para a vida 25

Enquanto o trem avançava devagar e alcançava a procissão, começamos a ver as pessoas marchando adiante. À frente, havia um homenzinho vestindo um *dhoti* branco simples — um pano amarrado em volta da cintura e das coxas — e carregando um *larthi*, um cajado de madeira. Embora o sol estivesse forte, ele seguia com alegria, envolvido em sua vida e propósito. Àquela altura, as pessoas haviam começado a gritar seu nome, mas eu já sabia que estava vendo a lenda sobre a qual meus pais haviam me contado com tanto respeito, o homem que estava resgatando o povo da opressão e o levando para a luz do empoderamento: *Gandhiji*.

O trem parou e, depois de horas sentindo o ronco monótono em meu corpo, o silêncio repentino pareceu elétrico.

Nesse momento, uma criança correu até o *mahatma* com uma flor. Gandhi parou, curvou-se e a recebeu. Quando ele fez isso, eu vi amor emanando de todo seu ser. Ele se ergueu para continuar a caminhada e olhou para a multidão atrás. Não havia apenas pessoas no chão e nos telhados, mas muitos outros como eu com os rostos pressionados contra as grades das janelas. E eu juro que, por um segundo, ele olhou diretamente para mim.

Conheci o amor muitas vezes ao longo da vida. Mas o amor daquele homem jamais vai me deixar. Senti como se ele tivesse visto minha tristeza ao deixar a Índia, meu medo e minha esperança, e aceitado tudo isso. Ele olhou para mim com um amor inesquecível — que reconheceu minha alma.

Ele se virou e seguiu com a marcha.

Eu estava testemunhando a histórica Marcha do Sal, ou Salt Satyagraha, de Gandhi, em que ele liderou um protesto não violento contra a taxação abusiva sobre o sal britânico.

Se eu pudesse dar algo a você neste momento, seria esse mesmo amor inesquecível, do tipo que reconhece e aceita tudo o que você é. Esse amor carrega a esperança no futuro. Carrega o significado de muitas lições, dando propósito a lutas impossíveis e sinalizando o momento de virada em que a força vital cresce e nos impele para um novo paradigma.

Seja lá quem você for, saiba que tenho profundo respeito pelo que veio fazer aqui. Considero amorosamente tudo pelo que passou e tenho uma profunda esperança no que está por vir. Posso guiar você com meus seis segredos e lhe oferecer todo o amor do mundo.

O resto cabe a você.

PRIMEIRO SEGREDO

Você está aqui por um motivo

1

O SUMO

Eu me lembro do exato momento em que encontrei meu sumo. Meus pais eram missionários perto de Mussoorie, na Índia, a meio caminho para os Himalaias. Aos 5 anos, fui enviada com meus irmãos mais velhos para a única escola de língua inglesa na região, que atendia em grande parte a filhos de missionários, funcionários do governo e oficiais do exército britânico. Eu era uma criança meio sujinha — minha mãe e minha babá, Ayah, faziam o possível para garantir que eu permanecesse limpa e vestida de modo apropriado, mas eu fazia de tudo para desfazer o trabalho delas. Preferia brincar na terra e subir em árvores do que brincar de boneca e ler livros. Gostava de ouvir histórias, mas não gostava de lê-las — toda vez que olhava as letras, elas nadavam nas páginas, então eu não conseguia entender o que as palavras impressas significavam.

Na época, não tínhamos uma palavra para esse desafio, que hoje é chamado de dislexia. Passei os primeiros anos na escola pensando que era burra, uma ideia incentivada por minha professora do primeiro ano, que com frequência me distinguia por meus erros. Eu me saí tão mal em suas aulas que tive de repeti-las, e sua opinião sobre mim afetou profundamente minha autoestima.

Olhando para trás, minhas dificuldades parecem até amáveis. O fato de que segui em frente e tive a carreira que tive deixa claro, em retrospecto, que aquilo foi apenas um breve capítulo do início de minha vida. Mas, ao mesmo tempo, na época essas dificuldades pareciam enormes. Acreditava mesmo que era burra.

Quer dizer, é claro que eu pensava que a professora era ainda mais idiota do que eu, mas ficava preocupada ao pensar em como poderia vencer no mundo se não conseguia aprender algo tão simples quanto ler. Sobretudo, ficava preocupada com minha capacidade de seguir meus pais na prática da medicina, o que era meu maior sonho.

Também tinha uma dificuldade enorme de fazer amigos. Era muito sozinha e contava os passos ao subir o morro para casa todos os dias depois da escola, só querendo poder me enroscar sob o xale de Ayah para chorar.

Passei aqueles dois longos anos da primeira série esperando o inverno, quando arrumávamos a bagagem no *trailer* e partíamos para as planícies a trabalho. O que eu mais gostava era do tempo que a gente passava nos acampamentos móveis onde meus pais tratavam pacientes. Nossas viagens eram agitadas. Pessoas de todo o interior — a maioria das castas mais baixas do opressivo sistema indiano — nos abordavam para receber assistência médica. O sistema de castas as rotulara de "intocáveis", o que meus pais achavam impreciso e trágico. Eu também nunca entendi — como Ayah podia ser "intocável" se um abraço dela era a coisa mais maravilhosa do mundo? Aliás, como Dar, ou qualquer outra pessoa, podia ser intocável — *qualquer* pessoa? Meus pais também trabalhavam com indivíduos com lepra, conhecida hoje como hanseníase, e com mulheres, que com frequência não conseguiam receber assistência em nenhum outro lugar. A maioria dos

Primeiro segredo: Você está aqui por um motivo

pacientes que eles tratavam nunca havia visto um médico antes, e muito poucos tinham dinheiro.

Esse compromisso tornava nosso acampamento um local movimentado para onde as pessoas podiam ir não apenas para receber tratamento, mas amor, bondade e um sentimento de comunidade. Trabalhávamos do amanhecer até as horas mais quentes do dia, descansávamos e, então, voltávamos a trabalhar até o cair da noite. Depois nos sentávamos todos juntos em volta da fogueira, contando histórias sob o manto de estrelas.

Parecia que todo mundo sabia quando estávamos por perto e que meus pais aceitavam qualquer paciente que precisasse de ajuda. Um dia, meu pai levou meus irmãos mais velhos para caçar, o que significava que cabia a mim, a Margareth e ao nosso irmão mais novo, Gordon, ajudar nossa mãe na tenda médica. Adorei ser assistente e socorrer pessoas com feridas infeccionadas, doenças crônicas e ossos quebrados. Eu me orgulhava de minha mãe ser médica. Também achava que já tinha visto de quase tudo em meus primeiros 8 anos de vida. Mas, naquele dia, recebemos um paciente que jamais esperaríamos.

Por volta do meio-dia, teve início uma comoção. Então um homem jovem entrou no acampamento conduzindo um elefante ferido! Minha mãe foi recebê-lo e tentou explicar que não era veterinária. Mas o homem disse que aquele elefante era muito especial, o favorito do rajá para montar numa caçada. O elefante pisara num toco de bambu e machucara a pata. A ferida simplesmente não curava. Embora, em geral, os animais do rajá fossem tratados por cuidadores especializados, ele sabia que meus pais estavam na área e instruíra o homem, que era o treinador do elefante, a não retornar até que meus pais tivessem tratado o elefante pessoalmente.

Minha mãe nunca trabalhara com um elefante, mas não era alguém que se esquivava de um desafio. Num tom amável, mas confiante, ela começou a falar com o elefante como se ele fosse um paciente humano nervoso. "Vamos dar uma olhada aqui", disse ela com uma voz suave. "Vou ser delicada. Dá para ver que dói um bocado." Ela olhou com atenção a pata dianteira esquerda do elefante, tocando com cuidado a região mole. Estava, de fato, muito infectada. Ela deduziu que deveria haver uma lasca de bambu ainda ali dentro. Era empolgante, mas um pouco intimidante, estar perto de um animal tão majestoso. Fiquei surpresa com sua energia amável enquanto passava a mão na pele rugosa e nas presas lisas.

Percebendo que eu queria ajudar, minha mãe me pediu para pegar uma pinça, permanganato de potássio e uma seringa de cobre grande. Eu trouxe primeiro a pinça e a maior seringa que havia no estoque de suprimentos. Minha mãe ainda estava falando em seu tom suave — "Muito bem, muito bem, você está se saindo muito bem" —, enquanto o elefante permanecia parado, paciente e piscando.

Voltei à tenda médica para preparar a solução antisséptica. Peguei um frasco grande de permanganato de potássio numa prateleira — a tenda médica estava sempre meticulosamente organizada — e o pus ao lado do jarro de água que mantínhamos a postos. Medi a quantidade de solução com cuidado, enchendo uma bacia inteira com o líquido roxo enquanto evitava contato com a substância química forte, que eu sabia que escaldaria minha pele se não fosse diluída. Ergui a bacia pesada e larga nas mãos e saí da tenda devagar, tomando cuidado para não respingar o líquido no chão irregular. Quando retornei, encontrei o elefante em pé e quieto, enquanto observava minha mãe examinar o pedaço de bambu alojado no fundo da parte cinzenta e macia da pata dianteira. Ele permitiu que ela removesse a lasca comprida e irrigasse a infecção por baixo. Compreendi por que o rajá amava tanto aquele elefante. Era tão bem-comportado que sequer se retraiu.

Quando terminou de limpar a ferida, minha mãe passou uma pomada para finalizar o procedimento. Elefantes são animais expressivos, e aquele parecia satisfeito — na verdade, tão satisfeito que, na hora de o homem levá-lo para o rio Ganges para se refrescar, o animal abaixou a tromba para erguer Margaret, que gritou de prazer e temor. Prendemos a respiração. Mas ele prosseguiu, soltando-a sobre seu lombo, e expiramos aliviados. Em seguida, ele me pegou.

Como eu havia visto o que acontecera com Margaret, não tive medo. Apreciei a curva de couro que serpenteou à minha volta, sentindo o músculo poderoso que tornava seu nariz tão drasticamente diferente do meu. Eu já havia visto muitos elefantes. Observara-os tirando alimento das árvores e erguendo seus filhotes, mas nunca tocara em uma daquelas trombas impressionantes nem imaginara como seria ter uma me apertando. Mas não tive muito tempo para refletir porque logo me vi sentada ao lado de minha irmã no lombo largo do elefante. Depois ele apanhou nosso irmão Gordon, que pôs as mãozinhas em volta de minha cintura quando pousou atrás de mim. E lá fomos nós! Descemos até o rio, enquanto as outras crianças nos seguiam. Quando chegamos, o elefante se divertiu molhando-nos com borrifos. Embora os adultos não nos deixassem nos aproximar da água devido à presença de cobras e crocodilos, sabiam que nada chegaria perto de nós com o elefante ali, então ficamos e brincamos a tarde inteira.

No dia seguinte, o homem trouxe o elefante de volta ao acampamento para minha mãe verificar se havia sinais de infecção na ferida. O animal foi direto para ela e a envolveu pela cintura com a tromba, erguendo-a no ar como fizera comigo e meus irmãos. Durante o resto da semana, o elefante nos visitou todos os dias e, como se para demonstrar gratidão, saudava minha mãe com um grande abraço de tromba, ao qual ela respondia com seu habitual humor, rindo e pedindo para que ele fosse um bom menino e a pusesse no chão. Depois, íamos todos brincar no rio, às vezes percorrendo águas rasas montados no elefante, outras gritando enquanto ele nos dava banhos com a tromba. Aquele foi um momento fundamental de minha vida. Quando voltei para a escola, no ano seguinte, fiquei feliz ao constatar que, no fim das contas, não a odiava tanto assim.

Ajudar minha mãe a tratar do elefante me ajudou a descobrir que eu nascera para ser médica. Embora a dislexia sempre tenha tornado a experiência na escola difícil para mim, aprendi que isso não tinha nenhuma influência sobre minha inteligência.

Minha nova professora entendeu meu dilema e encontrou uma maneira de me ensinar a ler; saber que para me tornar uma estudante de medicina eu teria que ser capaz de ler me deu coragem para seguir sua orientação. Voltei a acreditar em mim mesma. Essa compreensão me guiou na escola, e depois na faculdade e na escola de medicina.

Assim como aconteceu com meus pais, curar me deu uma oportunidade de interagir com o mundo de modo positivo e significativo. Quando eu estava carregando a solução roxa para aquele elefante, conectei-me tão profundamente com minha alegria que percebi que meus problemas na escola não me impediriam — eu encontraria um jeito de vencer. Soube que eu era importante e necessária. Senti que eu era uma parte de tudo.

Todos merecemos nos sentir assim. Cada um de nós está aqui por um motivo, para aprender, crescer e pôr nossos dons em prática. Quando conseguimos fazer isso, somos preenchidos por uma energia de vida criativa que chamo de "sumo".

O sumo é nossa razão de viver. É nossa realização, nossa alegria. É o que acontece quando a vida é tocada pelo amor. É a energia que recebemos das coisas que importam e significam algo para nós. É o que meus pais recebiam ao trabalhar com populações carentes, e é o primeiro segredo que compartilho com você. *Você está aqui por um motivo.* **Cada um de nós está aqui para se conectar com nossos dons únicos; isso é o que ativa nosso desejo de estar** vivo. Essa conexão não é necessariamente o objetivo. A busca conta muito mais. O processo de "encontrar nosso sumo" nos dá vitalidade. Esse conceito não é novo — nem a ideia de que está relacionado à saúde. Inúmeras filosofias orientais notaram que há uma certa energia ligada ao bem-estar; isso tem sido chamado de *prana* e de *chi*. Filósofos ocidentais podem se referir a algo mais teórico, como motivação ou propósito. Trabalhadores de emergência médica e profissionais de unidades de cuidados paliativos descrevem constantemente o sumo como "a vontade de viver" porque, quando uma pessoa o perde, começa a morrer. Embora a presença do sumo não garanta uma saúde perfeita, a falta ou perda dele é, com frequência, um grande obstáculo para o bem-estar.

Todos nós somos chamados a encontrar nosso sumo por meio de nossa contribuição diária para o mundo. Certas atividades e ocupações nos trazem mais sumo, varia de pessoa para pessoa. Algumas encontram uma vocação que lhes traz contentamento e passam toda a carreira se beliscando e pensando *Não acredito que me pagam para isso!*. Outras exercem profissões que lhes dão menos sumo e buscam suas paixões nas horas livres. Outras, ainda, como cuidadoras não remuneradas, contribuem para a sociedade de diversas maneiras importantes enquanto ainda se conectam com seu senso de propósito único.

Embora não exista uma única maneira ou uma única área da vida para encontrarmos nosso sumo, todos precisamos encontrá-lo; ele é uma parte fundamental de nossa força vital. Sem sumo, é difícil sentir alegria, e as saúdes física e mental começam a oscilar. Em parte, é por isso que com frequência pergunto a meus pacientes *para que* eles precisam viver. Porque, se não conseguem responder a essa pergunta, é provável que eu só vá conseguir aliviar seus sintomas por um tempo. Posso consertar o que está errado, mas não posso aperfeiçoá-lo.

Quando temos sorte, experimentamos o sumo muitas vezes ao longo da vida. Mas da mesma forma, muitos de nós constatamos que o sumo parece se esgotar. Essa pode ser uma experiência chocante e perceptível de imediato, mas também muito mais sutil, como um carro que fraqueja até parar porque ficou sem gasolina.

2

POR QUE ESTOU AQUI?

Nem todo mundo encontra seu caminho tão jovem quanto eu. Muitos se esforçam para descobrir quem realmente são e o que lhes dá sumo. Pode ser algo que já está dentro de nós, latente, mas parece fora do alcance. Esse foi o caso de James.

James era um recém-formado em ciência da computação que não sabia ao certo o que fazer em seguida. Eu tratara a ele e a seus pais durante muitos anos. James viera me ver por insistência da mãe, mas depois de um rápido histórico e exame físico ficou claro que não havia nada de errado — pelo menos com seu corpo. Ele tinha um walkman pendurado no jeans — sim, isso foi há muito tempo — e fones de ouvido em volta do pescoço enquanto observava a sala nervoso.

— O que está preocupando você, James?

— Eu não sei o que fazer com a minha vida. Tenho um diploma e empréstimos estudantis para pagar, mas não estou interessado em nada da lista de empregos.

— Você gosta de computadores?

— Não exatamente, mas sei que computadores são importantes. Meu pai é engenheiro, e ele acha que essa é uma carreira segura. Mas, do jeito que o mundo está indo, não sei se existe mesmo algum lugar seguro.

— O que você quer fazer?

— Eu não sei — respondeu ele.

Mas suspeitei que alguma parte de sua mente inconsciente devia saber. Ele só não se sentia seguro para admitir, nem para si próprio.

— Você tem tido algum sonho?

Ele me contou que de vez em quando sonhava com um cacto alto, mas não se lembrava de mais nada, então sugeri que fizéssemos uma visualização, e ele concordou.

— Feche os olhos e preste atenção à sua volta. Você consegue ver um caminho? Pode ser de pedras, de terra, uma estrada pavimentada, até uma calçada.

Jim franziu as sobrancelhas, então sua testa relaxou.

— Consigo — sussurrou.

— Comece a andar por esse caminho. Dê um passo, depois outro, e outro. Agora olhe em volta. Este é seu caminho. O que você vê?

— Eu estou na montanha — disse Jim, baixinho, um segundo depois.

— Olhe para cima. O que você vê lá?

As sobrancelhas de Jim se franziram de novo.

— Eu vejo aquele cacto. Ouço um tambor. Não sei. — Ele abriu os olhos. — Dra. Gladys, não sei. Tem muita coisa que preciso descobrir. Perguntei aos meus pais se eu podia ir acampar sozinho na montanha, mas eles estão nervosos. Querem saber se estou me drogando. Eu só quero ficar sozinho e me conectar com a natureza.

— Eu acho que você deveria ir. Se seus pais não gostarem, peça a eles para me ligarem.

Semanas depois, vi James no supermercado. Ele me disse que fora à montanha sozinho e que havia sido uma viagem de busca. Ouvira um tambor em sua mente o tempo todo e soubera o que queria fazer. Queria se tornar músico e iria se matricular numa escola superior de produção de música. Dava para ver uma luz irradiando em seus olhos. Ele estava cheio de sumo.

— O que seus pais acham?

— Eles se preocupam que eu morra de fome e fique cheio de dívidas, mas concordaram em me deixar experimentar a profissão por um ano e ver se consigo vencer na música.

Como a história de James mostra, às vezes encontrar nosso sumo nos pressiona a passar por uma transição na vida. A experiência nos revela quem realmente somos. Pode exigir uma mudança, que comecemos algo novo ou que paremos de fazer algo que fazemos há muito tempo.

Em outros casos, é preciso apenas uma mudança externa muito sutil.

Lilian tinha tudo e nada ao mesmo tempo. Estava sentada a meu lado, mas sua mente parecia distante quando disse:

— Tem alguma coisa errada comigo, tenho certeza.

Eu era médica há muitos anos e tratara outros membros de sua família; em geral, todos pareciam felizes. Os filhos crescidos de Lilian eram educados e bem-sucedidos. Seu casamento era seguro. Ela era bem relacionada na comunidade e gostava de seu trabalho voluntário para uma instituição local sem fins lucrativos que atendia crianças de baixa renda.

Embora no passado Lilian tivesse apresentado sintomas variados — todos resolvidos —, suas reclamações atuais eram vagas. Talvez estivesse doente, sugeriu, ou houvesse um tumor e não soubéssemos. Ela pensou que talvez estivesse nos primeiros estágios de um distúrbio autoimune ou que os hormônios estivessem desequilibrados. Não estava bem, tinha certeza, e confiava em mim para ajudá-la a descobrir o problema.

Comecei perguntando sobre seus sintomas de modo mais específico. A cabeça doía? Não. Como estava a digestão? Bem, regular, sem problemas. Alguma parte do corpo doía? Não exatamente; ela se sentia envelhecendo, então de vez em quando notava uma leve pontada aqui ou ali, mas nada em particular. Em seguida, investiguei os sintomas psicológicos. Perguntei se estava dormindo bem (sim) e se vinha tendo ataques de pânico ou depressão (não). Mas ela se sentia... *mal*.

— Não tenho mais energia para nada. Fui encarregada do evento anual de arrecadação de fundos para a Sociedade das Crianças, mas estou quase sem forças para concluir o trabalho... parece que estou fazendo sem vontade.

Lilian não é a única paciente a compartilhar esse tipo de experiência — as pessoas não conseguem descrever com precisão os sintomas, que às vezes mudam de um dia para o outro. Em algumas semanas, são dores e desconfortos que parecem afetar tudo. Às vezes, falta de energia. Outras, um certo alheamento. Lilian não conseguia identificar nada disso, mas parecia estar sofrendo dessas três maneiras.

Por fim, perguntei o que realmente estava acontecendo.

— Lilian, o que *você* acha que está errado? — perguntei com delicadeza.

Ela olhou para as mãos macias, de unhas feitas. Demorou um minuto para responder, e percebi que ela estava tentando nomear algo em seu interior que ainda não tinha conseguido definir. Durante aqueles longos segundos, esperamos juntas.

Até que ela disse:

— Acho que não tenho mais pelo que viver.

Suas palavras pesaram no ar enquanto nós duas as assimilávamos.

Alguns segundos depois, Lilian rompeu o silêncio para tentar explicar.

Primeiro segredo: *Você está aqui por um motivo* 41

— Quer dizer, eu tenho tudo que sempre quis na vida. Gosto de minha vida. Não posso reclamar de nada. Mas...

Ela hesitou e olhou para a sala em volta, tocando o colar delicado que usava como se tentasse tocar na natureza de sua insatisfação.

— Ninguém precisa mais de mim. Sinto que minha vida não tem nenhum sentido — disse, por fim. Sua voz falhou e lágrimas começaram a rolar por seu rosto. — Meus meninos não moram mais comigo. Meu marido tem seu trabalho, e não parece se importar com o que faço por aquelas crianças porque os problemas delas nunca acabam. Eu estou aqui para quê? Já fiz tudo o que precisava fazer, e não faz sentido estar viva.

Lilian começou a mexer com mais insistência no colar, a ansiedade aumentando.

— Eu não sei o que fazer agora. Talvez não *exista* nada para fazer agora. Talvez já tenha sido o suficiente.

Mesmo quando parece que temos tudo, sem sumo não temos nada. Viver sem sumo é viver em um vazio, apático. Não é exatamente depressão clínica, mas também não é exatamente estar vivo. Como Lilian descreveu, é *se sentir mal*.

Este livro conta muitas histórias incríveis de pessoas começando a olhar para a vida de modo radical. Mas a história de Lilian sempre permaneceu comigo porque a vida, no geral, nem sempre é tão dramática. Na maioria dos casos, a vida é o dia a dia, os minutos que passamos nos envolvendo com o mundo à nossa volta ou... não. Muitas das mudanças mais significativas acontecem em pacientes como Lilian.

Puxei-a e a abracei com força, parabenizando-a em silêncio por sua coragem. Ninguém jamais me ensinou a abraçar pessoas na escola de medicina — hoje, acho que ensinam a *não* abraçar —, mas mesmo assim sempre fiz isso.

Então tentei explicar o que estava acontecendo.

— Você importa, Lilian. Você só esqueceu. Você é parte de algo maior do que si mesma. Você é parte da vida de seus filhos, da vida de seu marido, da vida de seus amigos. Você é parte da vida em si. Você não chegou ao fim. Sua vida não acabou. Ela está bem aí, esperando que você se envolva.

Descrevi como, aos olhos de minha mente, eu via Lilian e sua vida. Eram como dois círculos que não se tocavam. Estavam separadas. Nessa situação, como sua vida podia ser uma fonte de sumo? E como Lilian podia dar algo em troca?

Conversamos um pouco mais sobre seu papel na comunidade, e ela pareceu se animar um pouquinho. Intelectualmente, parecia entender o que eu estava propondo. Mas seu corpo ainda não pegara no tranco.

Alguns dias depois, Lilian caiu. Estava saindo de seu pátio e, ao dar um passo, seu tornozelo torceu e ela bateu no calçamento, quebrando o quadril direito.

Eu soube do acidente e fui visitá-la no hospital. Já havia se passado quase 2 semanas, e ela estava muito deprimida. Ficou contente ao me ver, mas em seguida a tristeza retornou.

— O que você está fazendo por aqui, Lilian? — perguntei, depois de lhe dar um abraço forte e demorado.

— Absolutamente nada. Não posso. Tenho que ficar na cama — respondeu ela.

— Bem, seus braços funcionam. Sua mente funciona. Com certeza você pode fazer alguma coisa, e deve, porque se ficar aqui assim vai perder seu sumo por completo.

Lilian me olhou de modo estranho.

— O que eu poderia fazer numa cama de hospital? — perguntou.

— Bem, quem está planejando o evento de arrecadação de fundos para a Sociedade das Crianças?

Ela explicou que, em sua ausência, um funcionário da instituição fora encarregado do evento, mas a verdade era que ele estava sobrecarregado demais para dar continuidade aos preparativos. Eu a incentivei a ligar para o funcionário e pedir para reassumir algumas responsabilidades.

— Você tem que se reconectar com sua força vital e, para isso acontecer, precisa se ocupar. Seu quadril precisa curar, mas se você continuar assim para baixo isso vai demorar mais.

Lilian levou a sério o que eu disse. Voltou a planejar o evento da cama do hospital. Energizou-se ao escolher a decoração, arranjar caixas de som e decidir sobre o cardápio. Dois meses depois, compareci ao evento para arrecadação de fundos — e foi um dos mais bonitos que já presenciei. O dinheiro que Lilian ajudou a levantar deu início a um programa extraescolar inteiramente novo para crianças em necessidade.

Lilian e James foram ao meu aniversário de 102 anos. Foi maravilhoso comemorar com eles, e tive que celebrar as vidas cheias de sumo que ambos criaram. Lilian ainda trabalha na Sociedade das Crianças liderando o evento anual para arrecadação de fundos. Décadas depois de sua primeira ida à montanha, James se tornou um irmão respeitado na tribo de nativos norte-americanos local e conduz pessoas em suas buscas visionárias, o que suplementa sua carreira de músico profissional muito bem-sucedido.

Ver ambos prosperarem me lembrou de que nossa procura pelo sumo nos conecta com a pergunta maior: *por que estamos aqui?* Alguns de nós somos propensos à espiritualidade, alguns se identificam como religiosos e outros respeitam a perfeita aleatoriedade do universo. Mas, independentemente de *até onde* vai nossa compreensão do mundo, nosso sumo tem a ver com o *porquê*. O sumo é o resultado imediato de nossa procura pela vida e da procura da vida por nós.

É importante que sejamos os primeiros a tomar a iniciativa; mas, depois que o sumo começa a fluir, continua fluindo sem parar. Expande-se até estarmos tão cheios que começamos a nos conectar com algo ainda maior: o propósito.

Isso mesmo. Vidas cheias de sumo se tornam vidas cheias de propósito. Isso tem um efeito profundo não apenas sobre a saúde mental como sobre a saúde física. Várias análises da pesquisa *Health and Retirement Study*, da Universidade de Michigan, observaram uma ligação entre um alto senso de propósito e uma menor mortalidade de adultos com mais de 50 anos.[1] Constatou-se que o senso de propósito reduz o risco de problemas cardiovasculares[2] e previne os piores sintomas da doença de Alzheimer.[3] Também existem provas que ligam o trabalho voluntário a um menor risco de morte — sem falar a um sentimento de bem-estar mais intenso.[4] Todas essas conclusões sugerem que viver com propósito pode nos ajudar a viver mais tempo — e melhor.

Por fim, a alegria que o propósito traz para nossa vida se propaga para o mundo inteiro. Na medicina holística, não entendemos apenas o bem-estar do corpo como um aspecto do bem-estar da alma, mas também o bem-estar da alma como um aspecto do bem-estar do mundo. Melhoramos a saúde do mundo quando cuidamos de nossa alma e de nosso coração porque todos nós somos parte de um todo maior.

3

SOMOS PEÇAS DE UM QUEBRA-CABEÇA

É provável que minha mãe nunca tivesse ido parar em uma escola de medicina se não fosse a sra. Gimble, a vizinha idosa e mal-humorada que morava a três portas. Ela mancava de modo pronunciado e reclamava sem parar de uma dor na coluna que os médicos não conseguiam curar. Mas um dia, em 1910, minha mãe estava na varanda quando viu a sra. Gimble descendo a rua em passos equilibrados e sorrindo.

Seria realmente a mesma mulher?

Qual era o motivo daquela completa mudança de comportamento?

A sra. Gimble contou à minha mãe que havia sido tratada por um osteopata que a torcera como uma massa sobre a tábua e curara sua dor de uma vez por todas. O dr. Andrew Still, fundador da medicina osteopática, era muito progressista — tanto, proclamou a sra. Gimble, que até começara a aceitar mulheres em sua escola de medicina.

Minha mãe nunca ouvira falar em osteopatia, mas queria fazer pessoas bem-humoradas voltarem a sorrir. Ficou empolgada com a ideia de que podia aprender a fazer isso com o dr. Still, então foi atrás do que precisava para se candidatar.

Naquele ano, ela ingressaria em uma das primeiras turmas mistas. Ali, conheceu meu pai e se formou em 1913. Passou o resto da vida levando a cura a pessoas com dor. Meus pais trataram inúmeros pacientes no hospital de mulheres que abriram em Roorkee, na Índia; nos acampamentos que faziam todo inverno; e na pequena comunidade do Kansas onde viveram durante a Grande Depressão. Na maioria das vezes, receberam pouco ou nenhum dinheiro pelo trabalho. Além de sua função de curar, minha mãe foi uma inspiração para muitos, uma vez que milhares de pessoas a conheceram como a primeira mulher médica que já haviam visto.

A sra. Gimble mudou a vida de minha mãe ao ajudá-la a se conectar com seu propósito, e minha mãe mudaria muitas vidas por meio de seu trabalho de cura na Índia e em outros lugares do mundo. É assim que o sumo funciona — não apenas nos conecta com nosso propósito como nos une por meio de um propósito coletivo.

Quando me refiro a propósito coletivo não quero dizer que todos nós temos o *mesmo* propósito, mas que, quando temos sumo, contribuímos para um maior senso de propósito que se propaga daqueles com quem interagimos para a comunidade em geral. Nossa alma individual é como a peça de um quebra-cabeça. Nosso propósito nos une, criando algo maior e mais bonito do que qualquer um de nós poderia alcançar sozinho.

Gosto de pensar em nós como peças de um quebra-cabeça porque essa ideia dá a todos um espaço para ser único. Não devemos ser moldados dessa maneira ou daquela, devemos ser quem somos, para que possamos nos combinar. Não é trabalho de ninguém julgar o formato da peça de outra pessoa e não irá nos trazer nenhuma vantagem tentarmos ser mais ou menos parecidos com outro alguém ou nos preocuparmos com os julga-

Primeiro segredo: Você está aqui por um motivo 47

mentos alheios. Cabe a cada um se alinhar com a própria alma e ajudar os outros a fazer o mesmo. Encarar a vida assim nos ajuda a entender que cada um de nós é essencial. Já aconteceu de você estar quase terminando de montar um quebra-cabeça e então descobrir que falta uma peça? Isso é uma crise!

Quando não encontramos nosso lugar no quebra-cabeça, nos sentimos um pouco desajeitados e disformes. Pode ser que nos perguntemos por que somos do jeito que somos ou que nos comparemos com outros e achemos que não somos bonitos o bastante sozinhos. Não nos vemos no todo maior, o que pode nos levar a uma sensação de desesperança, tristeza e isolamento. Nós nos sentimos pequenos e insignificantes, como se não tivéssemos nenhum poder sobre nossa vida e nenhuma razão para existir.

Mas quando sentimos que nos encaixamos no quebra-cabeça maior, nos tornamos parte da vida. Trocamos sumo com o mundo todo. Nosso sumo flui livremente, em maior quantidade do que nunca.

Cada um de nós passa a vida descobrindo o formato específico de sua peça do quebra-cabeça.

Quando fui para a escola de medicina, uma geração após a da minha mãe, apenas algumas instituições aceitavam mulheres. Frequentei a Woman's Medical College of Pennsylvania, na Filadélfia, a única apenas para mulheres. Lá, nos disseram que teríamos que ser mais inteligentes, mais firmes e melhores médicas em geral para sobrevivermos. Minha turma teve início assim que a Segunda Guerra Mundial estourou.

Eu me candidatara porque queria amar e curar pessoas. Mas fiquei com a impressão de que o foco do país durante a guerra havia afetado a comunidade médica — ou talvez sempre houvesse sido daquela forma e eu não notara. Seguia os passos de meus pais, tratando a saúde física como apenas uma parte de um ecossistema maior. Estava menos focada em extirpar uma doença e mais interessada em por que os sintomas haviam surgido. Isso me pôs em divergência com a educação que estava recebendo. Embora fosse capaz acompanhar a anatomia, a biologia e outras ciências da natureza, entrei em conflito com toda a abordagem para diagnóstico e tratamento que estava aprendendo na escola. Isso, combinado à minha tendência de tricotar na sala de aula para manter a mente agitada em foco, tornou-me a menos benquista da reitora Marion Fay, uma mulher rígida e idosa. Ela pensava de mim o mesmo que minha professora do primeiro ano e fazia questão de que sua opinião fosse conhecida.

Um dia, a reitora Fay me levou para seu escritório, onde eu já fora repreendida e depreciada muitas vezes, e se sentou perfeitamente ereta, com os óculos pendurados numa corrente sobre a blusa branca engomada, sem nenhum sinal de gentileza.

— Srta. Taylor, tenho uma recomendação de psiquiatra.

— Psiquiatra? — repeti, rindo, incrédula.

— Não tenho certeza se você está *muito bem* — continuou ela, batendo um lápis contra a têmpora ao dizer as duas últimas palavras para indicar o que queria dizer. — Você parece não entender o objetivo da medicina. Passa o dia inteiro tricotando durante as aulas. Talvez não seja adequada para ser médica. O psiquiatra vai averiguar se é o caso.

— Com todo o respeito, madame, não devemos participar de nossa própria educação? Somos nós que seremos enviadas para os hospitais e clínicas quando tudo isso acabar. Não é imperativo entendermos verdadeiramente os conceitos por trás dos ensinamentos? Tudo aqui é sobre matar... nunca falamos sobre como o amor pode curar.

— São seus *conceitos* que me preocupam — disse ela, segurando o lápis com força. — A medicina *é* sobre matar doenças porque é a doença que mata as pessoas, e nosso trabalho é mantê-las vivas. O que isso tem de amor e cura? Você é tão delicada, é quase como uma enfermeira. Mas precisa ser firme, srta. Taylor. Assim nunca chegará à residência.

Fechei a boca e arrisquei um "Obrigada" forçado, depois saí do escritório o mais rápido que consegui segurando aquele tenebroso papel de recomendação.

Acabei indo ao psiquiatra, e ele me considerou perfeitamente bem. Mas a experiência me abalou. Entendi que a comunidade médica jamais me aceitaria como eu era. Em retrospecto, foi naquele momento que percebi que teria que deixar minha marca na medicina ao fazer as coisas do meu jeito.

Se eu tivesse deixado, aqueles 4 anos na escola de medicina teriam esgotado meu sumo. Foquei o meu objetivo: continuar. Quando me tornasse médica, poderia pensar em amor e cura, mesmo que tivesse que me concentrar em como matar a doença primeiro. Essa resolução me deu sumo — assim como as cartas que trocava com meu namorado, Bill McGarey, que frequentava a escola de medicina em Cincinnati.

Continuei estudando, formei-me e me tornei médica. Conquistara meu lugar na comunidade. Casei-me com Bill em 1943 e, logo depois de nos pós-graduarmos, iniciamos a prática privada juntos.

Minha compreensão sobre o que é a cura evoluiu ao longo dos anos, e passei a acreditar no conceito de reencarnação, o que estava bastante em divergência com a teologia que haviam me ensinado na infância. Junto a Bill, comecei a expandir meus horizontes para além de tudo o que haviam me ensinado a acreditar. Descobri que a comunidade científica ainda não entrara em um consenso em relação ao que é a consciência, e de onde ela vem. Isso me ajudou a aceitar a ideia de que nossos espíritos não têm idade e precisam aprender ao longo de muitas vidas. Bill e eu despontamos no centro de um movimento crescente de médicos e curadores interessados nos aspectos espirituais da medicina, e naqueles relacionados à alma. Hoje, a crença na reencarnação guia grande parte do que faço na Terra como médica, mãe, avó e ser humano. Isso reforça minha convicção de que cada um de nós está aqui com um propósito — e de que cada um de nossos propósitos individuais está conectado, assim como nossa alma interage com outras almas ao longo de muitas vidas. Isso me ajudou a me encaixar no mundo. Muitos anos depois, o formato de minha peça do quebra-cabeça ficou mais evidente, e pude me conectar cada vez mais intimamente com meu sumo. Entendi minha missão aqui: não apenas ser médica e mãe, mas promover novas e antigas ideias sobre cura no nível da *alma*, não apenas no do físico. Minha compreensão sobre o tipo de medicina que meus pais promoveram aumentou e consolidou minha discordância em relação ao foco da comunidade médica moderna em extirpar doenças. Do ponto de vista que adotei, nossos desafios de saúde fazem parte da jornada de nossa alma tanto quanto qualquer outra coisa. Nosso objetivo não deve ser simplesmente matar as doenças, mas também permitir que o processo nos ajude a crescer e a aprender.

Explorar a interseção entre espiritualidade e medicina é uma parte significativa de meu papel. Mas e o que acontece quando não sabemos qual é nosso papel ou como acompanhá-lo à medida que muda? O que acontece quando nos sentimos chamados a fazer tantas coisas que somos puxados em várias direções?

4

ONDE DESPEJAR MEU SUMO?

Algum tempo atrás, conheci uma jovem chamada Anne. Ela estava lidando com seu terceiro grande acesso de bronquite em menos de um ano. Chegou a meu consultório com uma tosse forte que soava dolorosa. Comecei com perguntas sobre seu estilo de vida: fumava ou trabalhava num lugar com pouca ventilação? Não, não era isso. Então fiz algumas perguntas sobre seu histórico médico: alguma alergia ou doença respiratória?

— Não — disse ela com a voz rouca. — Não mesmo.

— Você está usando muito a voz?

— Depende — disse ela com uma risada, que rapidamente se transformou em tosse.

Entre ataques de tosse, ela brincou:

— Vinte e quatro horas por dia é muito?

Ela me contou que adorava trabalhar na produção de filmes, mas eram tantas reuniões que sua voz geralmente sumia na quarta-feira. Quando deixava o escritório, ia direto para o estúdio para praticar sua outra paixão: ensinar ioga quatro vezes por semana.

Quando Anne contou sobre os dois trabalhos, ficou claro que ambos lhe davam satisfação. Mas sabia que precisava diminuir o ritmo. Sendo honesta consigo mesma, ela reconheceu que já não gostava de ensinar ioga tanto quanto antes, mas investira tanto tempo e energia na profissão que se afastar pareceria um fracasso. Pior: ela temia perder sua identidade caso a prática de ioga não fizesse parte de sua carreira. Mas Anne admitiu que era exaustivo dar quatro aulas por semana, o que criava uma rotina caótica em que ela tinha dificuldade de dedicar ao corpo os cuidados de que precisava.

Pouco depois de nossa conversa, Anne passou a dar aulas apenas uma vez por semana. Ainda ia ao estúdio na maioria dos dias, mas começou a fazer aulas, em vez de dar. Quando voltou, um mês depois, era nítido como a vida estava andando muito melhor. Sua voz estava firme, e ela quase não tossia. Auscultei seus pulmões, que soaram como se Anne estivesse melhorando.

— Como você está se sentindo em relação à nova rotina? — perguntei.

— É engraçado. Pensei que sentiria falta de ensinar, mas é muito mais relaxante ser aluna. Comecei a ir à aula mais tarde, que é uma prática mais lenta, mais delicada, do que fazer a aula que eu dava no início da noite. Isso me dá tempo de jantar alguma coisa leve em minha própria cozinha e digerir tranquila. Antes, eu comia qualquer coisa no caminho de volta, tarde da noite, e ia dormir cheia.

Ela me contou que estava tossindo menos e sentia que respirava melhor.

— Mas acho isso um pouco estranho, como se eu tivesse retrocedido em minha prática espiritual.

Fiquei intrigada.

— Por que isso representaria *retroceder* em sua prática espiritual?

— Bem, eu era uma professora de ioga bem-sucedida antes, e agora estou mais para uma aluna.

Eu sorri. A resposta era adorável... e equivocada.

— Anne, você finalmente está vivendo o que ensina. Diplomas e rótulos não ajudam você a entender o que está acontecendo em seu interior. Não é um trabalho que define se você é espiritualizada ou não.

Anne abriu um pequeno sorriso, reconhecendo a verdade no que eu dissera.

— Algumas das pessoas mais sábias que eu conheci são barbeiros ou trabalham na cozinha — prossegui, pensando em Ayah, que nunca aprendera a ler e escrever. — Você estava se forçando para ir além de aonde seu coração queria chegar, e seu corpo estava tentando dizer isso para você. Agradeça. O processo mostrou exatamente o que você precisava ver.

— Faz sentido — disse Anne devagar enquanto refletia. — Acho que parece que tem menos coisas acontecendo por fora, mas me sinto muito melhor agora que não estou tentando fazer tudo.

Nos meses que se seguiram, Anne continuou a melhorar. Ao desistir de fazer coisas demais, conseguiu cuidar melhor de sua saúde e bem-estar.

Na cultura da ocupação que existe atualmente, pode ser difícil encontrar nosso próprio caminho de primeira. É comum desejarmos ser bem-sucedidos em tudo o que fazemos e sermos incentivados a avaliar nosso êxito por fora — se somos bons no que fazemos e se isso nos dá dinheiro e nos traz prestígio. Mas, na verdade, felicidade tem muito mais a ver com como nos sentimos do que com qualquer outra coisa. Quando tentamos seguir os outros, fazer o que achamos que "deveríamos" ou criar uma identidade para nós que não funciona, sofremos.

Muitos aprendem essa lição do jeito difícil por meio da experiência da paternidade ou da maternidade. Algumas pessoas amam ser pais, enquanto outras sentem-se exauridas pelo papel.

Para mim, a maternidade sempre foi uma fonte de sumo. Sempre sonhei em ter seis filhos, e Bill e eu concordamos com o número antes mesmo de nos casarmos. Trabalhei fora de casa numa época em que não era comum uma mulher fazer isso. Estava na escola de medicina quando a imagem de Rosie, a Rebitadora,* surgiu. Como eu trabalhava e tive quatro filhos em 4 anos, com frequência me perguntavam sobre meu planejamento familiar. "Já pensou que *você*, mais do que ninguém, deveria saber como parar de ter bebês?", perguntou uma paciente mordaz, de supetão, um dia. Ela estava frustrada por estar sendo tratada por uma mulher e, devido a seu preconceito, provavelmente um pouco temerosa de que eu não fosse apta para um bom trabalho. Nessa época, eu estava fazendo um malabarismo para criar meus filhos e exercer a movimentada prática médica como uma das únicas clínicas gerais da cidade. Eu me lembro de meu choque diante da pergunta — ela não conseguia conceber a possibilidade de que, talvez, eu tivesse escolhido ter quatro filhos, ou imaginar que eu ainda teria mais dois. Mas tive, e sempre encontrei mulheres bondosas — geralmente de uma geração anterior à minha e, muitas vezes, já com alguma falta de sumo por seus filhos terem saído de casa —, que eu contratava para cuidar das crianças enquanto eu trabalhava.

Ter duas fontes de sumo sempre pareceu me puxar em duas direções. No trabalho, eu me preocupava com o que estava acontecendo em casa; em casa, eu me preocupava com meus pacientes.

Muitas pessoas têm preocupações semelhantes. Estar interessado e envolvido com a vida muitas vezes traz uma sensação de estar sendo puxado em várias direções, para diferentes paixões, cada uma das quais requer tempo, atenção e força vital. Onde

---

* Personagem icônica dos Estados Unidos durante a Segunda Guerra Mundial. Representa as mulheres norte-americanas que trabalharam durante o período na produção de armas, munição e suprimentos. (N. do T.)

Primeiro segredo: Você está aqui por um motivo 55

devo despejar meu sumo? Sentimos como se tivéssemos que fazer uma escolha, mas somos seres complexos e temos que aceitar esse fato. Pelo que tenho visto, as pessoas mais felizes equilibram vários interesses. Meu filho John é um pastor que sempre sentiu uma inclinação para a tecnologia, então gosta de montar equipamentos para apresentações na igreja, bem como para minhas entrevistas e chamadas de vídeo. Seu xará, meu irmão John, foi pastor, caçador e dentista, e retornou à Índia depois de se aposentar para extrair dentes e tratar abscessos. Um amigo querido é escritor profissional, mas gosta de cuidar de cavalos, cultivar verduras e cantar no coro da igreja. Todos encontraram um modo de ganhar dinheiro o suficiente com uma de suas paixões a fim de sustentar as outras, o que os levou a vidas realizadas e equilibradas.

Em meu caso, constatei que minhas funções de mãe e médica de algum modo complementavam uma à outra. Era uma época diferente, em que cuidar de crianças não era barato, mas também não levava ninguém à falência. Muita gente sugeriu que eu era menos mãe porque trabalhava, e muitos médicos homens (e até enfermeiras!) pareciam pensar que eu era menos médica porque tinha muitos filhos. Continuei fazendo o que considerava correto e obtive sumo tanto no trabalho como em casa. Chegar em casa e encontrar os sorrisos calorosos de meus filhos me dava sumo para voltar ao consultório no dia seguinte, e interagir com meus pacientes renovava meu sumo para continuar dando às crianças o melhor de mim. Mais tarde, quando subi um pouco mais na carreira e passei a dar palestras, escrever e promover novas ideias, percebi que, em vez de ficar sem sumo, eu parecia receber cada vez mais.

Assim como acontece com a paternidade e a maternidade, podemos receber sumo da prática da jardinagem, dos esportes, de ocupações ao ar livre, do ativismo, das artes e de muitas outras atividades, mesmo que não sejam nossos "trabalhos" oficiais. A minha geração tinha vários hobbies. Os momentos de entretenimento quase sempre ocorriam fora de casa, então tínhamos que inventar jeitos de nos divertir. Muitos cozinhavam com ingredientes naturais, cuidavam da casa e do carro, praticavam jardinagem, escreviam histórias, cantavam e tocavam instrumentos musicais ou faziam trabalhos manuais como tricô, ponto-cruz e pintura. Essas atividades são criativas e nos conectam com nossa força vital. Não importava muito se éramos bons ou ruins no que fazíamos — o objetivo era simplesmente gostar de fazer.

Notei que, com o passar das décadas, as pessoas se tornaram menos interessadas nessas atividades. O acesso constante ao entretenimento e aos aparelhos dificulta a busca de atividades desafiadoras. Com as pressões da vida moderna, é raro ver o valor de ocupações que não dão dinheiro ou não resolvem de imediato os problemas comuns. Para muitos, não é fácil entender por que devem fazer coisas apenas pelo fazer. Foi um alento perceber que, durante a pandemia de Covid, as gerações mais novas começaram a retomar um pouco dessas atividades.

Jovens — ou seja, qualquer um com menos de 91 anos, mas em especial adolescentes e pessoas na casa dos 20 — precisam dessas atividades para ajudar a aliviar o estresse porque o mundo de hoje está nos expondo em tempo real a cada crise que ocorre. Estamos mais conscientes do que nunca do desequilíbrio social, da falta de justiça social e das consequências atuais e iminentes do modo como estamos tratando o planeta. Por um lado, essas informações são incrivelmente úteis, mas, por outro, são úteis apenas se as usarmos. Se não as usamos e se permitirmos que nos paralisem e nos impeçam de realizar atividades que nos trazem alegria, perdemos o contato com nossa força vital e nos tornamos cada vez menos aptos a ajudar.

Conseguimos nos conectar melhor com a vida quando recebemos sumo de muitas fontes. Uma peça de quebra-cabeça não se encaixa apenas de um lado, mas de dois, três ou quatro. O modo como isso acontece varia de pessoa para pessoa. Anne, por exemplo, aprendeu que nos afastarmos de atividades que adoramos pode abalar nosso senso de identidade, mas às vezes é o único jeito de nos trazer de volta ao equilíbrio. À medida que aprendemos e crescemos, passamos a perceber que nosso sumo não tem nada a ver com definições externas, mas com o modo como levamos a vida no dia a dia.

A história de Anne também nos mostra que nossas fontes de sumo mudam com o tempo. Geralmente, é uma experiência natural. Gostamos de algo por um período, então encontramos outra coisa que prende nosso interesse ainda mais e vamos adiante. A vida dá voltas, nossos interesses mudam e nossas habilidades físicas se modificam conforme envelhecemos.

Quando a vida está realmente fluindo, o que nos dá sumo também evolui. Às vezes, o esforço para recebê-lo é exatamente o que nos estimula a encontrá-lo em outro lugar, como um eletricista que ficou arrasado quando uma deficiência o forçou a se aposentar cedo, mas que descobriu o poder restaurador da jardinagem, ou um produtor de filmes que se dedicou completamente ao trabalho voluntário num abrigo local durante os primeiros dias da pandemia de Covid. Na época, ambos consideraram o que estava acontecendo um desastre; mas, quando se lembram de como era a vida, percebem que estavam sendo chamados para continuar procurando seu sumo, uma segunda busca que os manteve vivos. A própria determinação para seguir nessa empreitada — o chamado interno, o desejo em seu interior — foi o modo como ambos se reconectaram com a vida.

5

CONECTE-SE COM O DESEJO

Viver com sumo nos chama a nomear o que queremos. Mas quando começamos a olhar para a vida, o simples fato de *saber* o que queremos pode soar assustador, que dirá falar em voz alta.

Dizemos a nós mesmos que talvez estejamos querendo demais. Talvez pensemos que não devemos querer nada. Ou pode parecer que não conseguimos decidir exatamente o que queremos e, mesmo quando decidimos, soa como uma tolice ou como algo inalcançável. Pode ser até que estejamos tão magoados e confusos que nos convencemos de que não queremos nada.

Se você se identificou, tire um minuto para fechar os olhos. Por um momento, deixe-se querer. Deixe-se ansiar por seja lá o que for que deseja para si mesmo e para sua vida: a conversa que você teme ter, o trabalho para o qual pensou que nunca seria bom o bastante, as amizades e risadas das quais sente falta, de um outro momento de sua vida, ou mesmo de uma boa barra de chocolate.

Apenas *queira*.

Isso é a vida se movendo através de você. A vida quer — pede, anseia, deseja. Primeiro temos que aceitar que isso é verdade. Só então nossos corações podem sussurrar para nós o que querem mais do que tudo.

Eu me lembro da versão jovem de mim — aquela que não conseguia ler e da qual debochavam durante o recreio. Numa escala pequena, eu queria coisas específicas. Queria uma nova professora, queria olhos que pudessem ler e apenas um amigo na escola com quem conversar. Mas também queria algo muito maior: ser capaz de servir. Queria ter certeza de que minhas dificuldades não iriam ser um impedimento durante toda a vida. De que, embora fosse tudo muito difícil, iria melhorar de algum modo.

Como expliquei no primeiro capítulo, eu voltava da escola todos os dias para nosso bangalô na encosta da montanha. A estrada tinha mais ou menos um quilômetro e meio e era íngreme. Eu via Ayah sentada na varanda, lá em cima, esperando por mim. Queria muito estar em seus braços. Queria me enrolar em seu xale, chorar por ser rejeitada e estar solitária, e ser compreendida, amada e acolhida em minha mágoa.

Do topo da colina, Ayah me via. Não ia a meu encontro, mas observava. Ela me chamava com os olhos. Agora que sou mãe, avó, bisavó e tataravó, acho que sei o que ela sentia: mágoa por mim e uma profunda compreensão de que tudo acabaria bem. Sabia que eu superaria aquilo, mesmo que eu não soubesse. E todo dia, quando eu chegava ao topo da colina, ela me abraçava, acolhia-me em seu xale e me embalava.

Embora eu estivesse profundamente abalada, ainda tinha energia para querer seu amor. Esse desejo me impulsionava a subir a colina para cair em seus braços, a superar os obstáculos.

Se você não tem mais nada no momento, seu querer pode fazê-lo superar os obstáculos também.

Quando fizer contato com seu desejo, tire um momento para se conectar com o sumo *que tem* — mesmo que sinta como se não tivesse o bastante. Pode ser que queira fechar os olhos de novo, ou mantê-los abertos e apenas respirar. Seja honesto consigo mesmo: o que está fazendo você prosseguir neste momento? Encontre algo pequeno que lhe dá alegria e deixe-se sentir gratidão por isso. Você vai encontrar a coragem de que precisa para continuar. Então faça a si mesmo as perguntas mais corajosas de todas: Qual é a sua relação atual com seu sumo? Você precisa de mais? Aonde poderia ir ou o que poderia fazer para consegui-lo? Talvez haja algo em seu interior que esteja chamando você para tentar algo novo. Talvez queira encontrar um trabalho remunerado que lhe traga mais sumo ou receber mais no trabalho que já está desempenhando. Talvez ele venha de casa. Talvez aquilo que antes lhe dava sumo já não esteja servindo, ou você precise de algo mais. Prometo que, seja lá quem for e onde quer que esteja, há sumo à espera se você se dispuser a procurá-lo.

Quer você tenha perdido contato com seu sumo, quer nunca tenha pensado muito nele, pode começar fazendo algo — qualquer coisa — que lhe pareça bom. Comece com coisas pequenas. Pense no que você identificou no início deste exercício, naquilo que está fazendo você prosseguir, e invista nisso. Ou pense num projeto gratificante que seja possível de realizar em pouco tempo. Faça algo com as mãos, levante-se e limpe atrás do sofá, ou mude uma planta de vaso. Lembre-se de como se sente pondo seu amor em ação sem nenhum objetivo específico.

Você também pode fazer algo para alguém, como pintar uma pedra, assar biscoitos ou praticar a canção favorita de uma pessoa que você ama. Nem precisa ter alguém em mente; confie que, se der o pontapé inicial, vai se lembrar de alguém que precisa disso. No mínimo, todo mundo pode enviar boas energias para os outros, pensar na felicidade deles e lhes desejar o bem. Essas pequenas coisas podem parecer insignificantes, mas têm um efeito incrível.

O sumo está no cerne de meu primeiro segredo porque é o ponto de partida para todos nós. Também é a linha de chegada, com uma vida que nos traz cada vez mais sumo; meus outros segredos vão mostrar como. Mas, por enquanto, como você está começando, sumo é tudo de que precisa.

O mais importante é perceber que procurar seu sumo é quase tão importante quanto encontrá-lo. A procura em si é vida buscando vida. Mesmo que você não tenha muito sumo, seu desejo por mais significa que alguma parte de você se lembra do que é possível. Isso sugere que você é mais do que um coração batendo — é uma alma viva.

Prática: Encontrando seu sumo

1. Primeiro, tire um momento para pôr a mão suavemente sobre o coração. Simplesmente repouse-a ali e permita que seu peito sinta o calor de sua mão e que sua mão sinta o movimento sutil de seu coração batendo. Essa é a parte mais profunda de seu ser. É onde sua alma vive. Sempre que sentir que não está em sincronia com a vida, ponha a mão sobre o coração. Esse simples movimento tem um poder imenso.

2. Em seguida, pergunte a seu coração: "O que você ama?" Não responda uma única vez. Repita a pergunta três, quatro ou dez vezes. Veja como a resposta evolui.

3. Com a mão ainda sobre o coração, pense num tempo em que você sentiu um senso de propósito. Pode ser quando alcançou uma grande conquista profissional, quando se sentiu conectado com seu filho, ou quando realizou um trabalho voluntário. Tam-

bém pode ser algo pequeno, como cuidar de uma planta, fazer uma criança rir ou concluir um projeto breve. Não se preocupe se já faz algum tempo que se sentiu assim; a experiência não precisa ser recente. O objetivo é se lembrar de como você se encaixava no todo.

4. Pense em sua infância. Nas primeiras lembranças de alegria e satisfação. O que você estava fazendo? Quem estava sendo? O que fazia seu coração bater mais forte? O que fazia você rir de alegria? Pode ser que você obtenha apenas um fragmento de memória ou uma imagem. Sua mente inconsciente sabe as respostas, mas pode ser que use um símbolo ou um sinal, um devaneio ou um sonho. Você não precisa exigir uma resposta ou tentar analisar os fragmentos conscientemente. Permita que seu inconsciente traga as respostas quando estiver pronto. Ele sabe.

5. Ao explorar essas lembranças, perceba a impressão do significado associado a elas. O que você realmente adorava nessa ação? Por que parecia tão boa? Por exemplo, talvez você gostasse de ajudar alguém, ou talvez de se expressar. Talvez tenha se surpreendido com o próprio talento ou conseguido melhorar coisas de modo significativo.

6. Agora pense em sua vida hoje. Existe algo pequeno que você pode fazer para ter o mesmo sentimento? Imagine-se colocando essa ação em prática, explorando-a. É possível encontrar seu sumo ao dar um passo de cada vez.

7. Quando terminar a reflexão, pegue um pedaço de papel e escreva uma palavra ou desenhe uma imagem que represente algum aspecto de seu sumo. Ponha-o num lugar onde você o veja com frequência, como o espelho do banheiro ou a porta

da geladeira, ou em algum lugar que você sempre carregue consigo, como a carteira ou a bolsa. Esse pedaço de papel vai ser seu talismã, sua bússola. Vai servir como um guia para seu sumo. Quando você souber o que seu coração deseja, vai ser chamado à ação.

SEGUNDO SEGREDO

Toda vida precisa estar em movimento

6

QUANDO NOS SENTIMOS PRESOS

Você já se sentiu paralisado, como se não conseguisse seguir em frente?

Talvez sinta como se não conseguisse deixar um trauma ou uma mágoa para trás, ou como se não conseguisse encontrar a paixão e o entusiasmo que antes vinham com tanta facilidade. Talvez esteja tão desmotivado no trabalho que passe o tempo fantasiando sobre "escapar" para algum lugar que não sabe direito onde fica.

Qualquer que seja a causa, não tem a menor ideia sobre o que fazer — que mudança impor, que especialista procurar.

Ou até mesmo como sair da cama.

Na vida, é natural que todos nós nos sintamos empacados em algum momento. Nosso sumo precisa fluir — então o que fazer quando, por mais que tentemos receber mais sumo, ele parece estar escasso dentro de nós?

O que podemos fazer para mudar isso? Como reagir quando parece que o mundo está em pleno movimento e nós apenas assistindo a tudo sem nos mexer? Olhar para a vida exige aceitar o que ela nos oferece — mas o que acontece quando nos sentimos tão exaustos ou magoados que ficamos paralisados, incapazes de nos abrirmos para o que nos espera adiante?

Para responder a essas perguntas, vamos entender melhor o que "preso" significa no nível físico.

Certa vez, tratei uma mulher de 80 anos muito inteligente e autoconsciente que vinha sofrendo de sérias obstruções intestinais havia vários meses. Theresa consultara outros médicos e tentara tudo o que sabia fazer fisicamente, mas os bloqueios persistiam. Chegou a meu consultório atormentada e obviamente desconfortável.

— Não quero viver assim pelo resto da vida — disse.

Começamos conversando sobre sua dieta, que não era incrível, mas também não era terrível. Ela a alterara significativamente para lidar com a constipação, mas não havia feito muita diferença. Depois falamos sobre a ingestão de água e sobre o quanto ela se exercitava. Como não parecia haver nada de errado, passei a fazer perguntas mais holísticas sobre sua vida no sentido geral: emoções, apoio social e o que dava alegria e sentido aos seus dias. À medida que ela falava, notei que parecia se fechar cada vez mais. Após cada pergunta, ela fazia uma pausa e olhava para mim, apertando de leve os lábios como se tentasse entender o que eu queria dizer antes de responder com relutância.

— E seus sonhos? Seu eu adormecido está tentando lhe dizer algo?

— Meus sonhos? O que meus sonhos têm a ver com isso? — retrucou Theresa, inclinando-se para trás na cadeira de braços cruzados e segurando os antebraços em frustração.

Ela me lançou um olhar que deixou claro que não gostou que eu tivesse me desviado do assunto principal.

O problema era que, de meu ponto de vista, aquelas perguntas tinham *tudo* a ver com o assunto principal. Dieta, exercícios e hidratação são bons pontos de partida quando se trata de problemas que afetam a digestão. A água é importante porque ajuda a decompor os alimentos que comemos, permitindo ao corpo absorver nutrientes, e ainda ajuda o que sobra a sair. Nossa dieta é crucial porque, quanto mais comemos alimentos naturais, mais fibras ingerimos, o que ajuda a estimular as entranhas a mover alimentos e nutrientes através de nosso corpo e para fora dele. Exercícios são importantes porque aumentam o fluxo sanguíneo para os músculos e o intestino, ajudando-os a fazer seu trabalho. Está percebendo um padrão? O corpo funciona porque foi feito para se mover.

Mas, da perspectiva holística, o problema de Theresa apontava para algo muito maior. Nossa digestão simboliza como captamos o mundo e como o deixamos se mover através de nós. Pensamentos e emoções também podem afetar a digestão, uma vez que criam e liberam uma tensão em torno dos órgãos envolvidos no processo. Portanto, embora Theresa não quisesse falar sobre os outros aspectos de sua vida, continuei tentando obter alguns detalhes sobre o que estava acontecendo.

Por fim, ela admitiu que andava se sentindo triste. Quando perguntei o motivo, ela explicou com relutância que perdera uma pessoa próxima, e outra pessoa, e outra. Theresa contou que ao longo do ano anterior perdera cinco amigos e membros da família próximos. Seus olhos procuraram o teto e, em seguida, se voltaram para o chão. Ela olhou para todos os lugares possíveis, menos em meus olhos.

— Você sofreu? — perguntei.

Ela me encarou de modo estranho.

— É óbvio que sofri. Estou triste.

Algo na resposta soava simplista demais. Theresa parecia encarar o sofrimento como uma reação, não como uma experiência — como algo que *acontece*, não como algo que *fazemos*. Algo em sua resposta soava preso, como seu intestino. À medida que adentrávamos o assunto do sofrimento, ela ficava mais e mais nervosa. Percebi que seu corpo respondia ao seu estado emocional. O efeito era inegável: a tensão tomou seu rosto, sua postura, seus dedos e sua voz. Àquela altura, Theresa já havia descruzado os braços, mas as mãos agarravam uma à outra em seu colo.

Foi quando eu soube que encontrara uma abertura. Para entender como Theresa estava digerindo os alimentos, tivemos primeiro que olhar como ela estava digerindo a experiência de perda.

Na medicina ocidental, não tendemos a conectar os problemas concretos da vida aos nossos estados mentais ou emocionais. Somos treinados a olhar para órgãos isolados ou focar problemas mecânicos, como dieta e postura, em vez de perguntar aos pacientes: "O que você acha que está atrapalhando seu intestino?" ou "O que mais não está funcionando em sua vida?"

No entanto, as pessoas quase sempre sabem em que aspecto sua vida está presa e podem identificar isso de imediato quando questionadas.

O intestino de Theresa estava preso. Mas há muitas maneiras de o corpo se tornar mais lento ou até parar por completo. Pense numa atleta que sofreu uma lesão e não pode se mover por um tempo. Às vezes, os ciclos menstruais se tornam irregulares ou até param durante os anos em que as mulheres deveriam ser capazes de reproduzir.

Também podemos nos sentir psicologicamente presos devido a um trauma. Nessas ocasiões, sentimos como se o cérebro estivesse dando voltas *porque ele realmente está* — encontramos um caminho neural bem demarcado e nos enfiamos ali.

Parece que, no fundo de nosso inconsciente, sabemos que toda vida precisa se mover. É o que torna tão óbvio quando as coisas *não* estão se movendo — mesmo que ainda não saibamos o que fazer em relação a isso. É por esse motivo que meu segundo segredo é: *toda vida precisa estar em movimento.* **A vida em si está sempre em movimento, portanto nos alinharmos com nossa** força vital significa que precisamos sempre procurar o fluxo em nosso interior. Embora o corpo realize processos de movimento autônomos, é importante que nós também nos movimentemos de modo consciente. Um estudo longitudinal sobre atividade física e longevidade constatou que até mesmo 10 minutos de caminhada ligeira diariamente estão associados a uma expectativa de vida maior.[5] Todos os médicos afirmam que exercícios são essenciais no tratamento do estresse e da depressão porque sinalizam ao cérebro para que libere hormônios de bem-estar, o que traz benefícios duradouros à saúde física a longo e curto prazos. Essa recomendação é sustentada por pesquisas em várias partes do mundo que indicam que algumas das expectativas de vida mais longas são encontradas em culturas em que o estilo de vida das pessoas as força a caminhar todos os dias.[6] Exercícios ajudam tanto o corpo como a mente. Têm efeitos positivos notáveis sobre o humor[7] e sobre a cognição.[8] É essencial integrarmos movimento à nossa vida.

Há muitos fatores em jogo, mas, em grande medida, muito do que a ciência sugere é simplesmente lógico. Ficar parado promove tensão. E, quando acumulamos tensão no corpo, restringimos a circulação, a digestão e o sistema nervoso, dificultando a nutrição.

Além disso, quando não liberamos emoções e prendemos energia, comprometemos o sistema linfático — os órgãos e tecidos que combatem infecções e protegem o corpo contra toxinas. É por isso que o trabalho corporal é tão importante e que eu priorizo receber massagens quase toda semana durante minha atual fase de vida. Embora o coração faça o sangue circular pelo corpo, a linfa não pode contar com um órgão assim para movê-la — precisa que nos movimentemos, e fica parada quando ficamos parados.

A falta de movimento também afeta o sistema endócrino, a rede de glândulas que produzem e movem hormônios para tecidos e órgãos específicos do corpo. Quando temos um bloqueio nas glândulas suprarrenais, por exemplo, ficamos presos no medo, na raiva, no julgamento e na decepção. Temos dificuldade de acessar os sorrisos, as risadas e o amor que podem remover o bloqueio. Entendo a raiva como sendo, em grande parte, um problema das glândulas suprarrenais. A raiva justa é uma reação rápida e limitada a um estímulo, e prova que as glândulas suprarrenais estão funcionando. Mas estas, quando cronicamente hiperativas, muitas vezes estão relacionadas a um tipo de raiva que parece estar presa, sem se mover, como um rancor. Isso pode causar uma variedade de problemas de saúde que deterioram o corpo mais depressa. O perdão permite à vida voltar a se mover, enquanto o rancor a mantém estagnada. Nessa metáfora, o movimento consiste em muito mais do que bombear sangue e mover a linfa; trata-se de uma ética, um princípio, que podemos integrar a cada aspecto da vida.

Assim como a maioria de meus segredos para a saúde e a felicidade, esse é sustentado pela sabedoria antiga. A verdade é que não importa o quanto possamos nos encontrar presos, *a vida em si* está sempre em movimento. O conceito de *anicca*, como geralmente é transliterado em textos budistas, ou *anitya*, que é a grafia mais comum em textos hindus, é muito antigo e foca a impermanência: a vida está sempre mudando e nós sofremos quando tentamos impedir esse fluxo.

Às vezes, é preciso deixar a vida se mover através de nós e à nossa volta sem tentar impedi-la. Outras vezes, é preciso literalmente nos levantarmos e nos movermos. Isso se aplica aos níveis físico, emocional e espiritual. A compreensão do poder do movimento pode nos permitir superar quase tudo. É uma verdade sagrada que nos ajuda nos momentos mais difíceis.

E começa com a percepção de que estar estagnado é apenas uma ilusão.

7

A VIDA ESTÁ SEMPRE EM MOVIMENTO

Vamos pensar um pouco mais profundamente sobre o segundo segredo. Toda vida precisa estar em movimento — o que significa que tudo que está vivo *está* em movimento.

Isso mesmo. Está em movimento ainda que seja difícil perceber. Pense no deserto do Arizona. Adoro essa paisagem. Nos mais de 60 anos que morei aqui — mais tempo talvez do que a maioria dos leitores deste livro tenha de vida —, observei milhares e milhares de vezes o sol se pondo no Sonora, os tons de rosa e laranja rodopiando por trás de silhuetas de saguaros. Vi famílias de codornas correrem para dentro de arbustos, vi figueiras-da-índia e *ocotillos* florescerem. Mas muitas pessoas que vêm aqui pela primeira vez — e outras tantas que nunca virão — pensam que se trata de um lugar quieto, estagnado, morto. Mas pode acreditar: elas estão erradas.

Se você pensa que o deserto do Arizona é morto, nunca o viu depois da chuva.

Quando a estação dos ventos de monções chega, nuvens escuras começam a cruzar o céu por toda tarde. Quando elas passam, o céu se abre, despejando vida. A chuva dura 20 ou 30 minutos no máximo e acaba tão de repente quanto começou. É quando todo o ecossistema começa a se movimentar, pois estava ali, vivo o tempo todo, à espera de seu momento. Os cactos incham, os pássaros chamam uns aos outros, os lagartos correm de lá para cá em júbilo e todos os camundongos e outros pequenos mamíferos passam ligeiros, procurando poças para beber. Toda essa vida está sempre presente, mas nem sempre a percebemos.

Nossa força vital é assim. Está sempre presente, sempre viva, sempre em movimento. Apenas à espera de que a gente a perceba.

Como posso ter tanta certeza? Porque sei que, quando nossa energia para de se mover, nós morremos. Isso significa que não importa o quanto nos sintamos presos, enquanto estamos vivos algo dentro de nós está se movendo. Mesmo quando estamos sentados e quietos, cada um de nós é um universo em movimento. Algo está sempre mudando, mesmo que não flua particularmente bem. Enquanto estamos vivos, nossos corações batem. Nossos pulmões recebem ar e o forçam para fora. Nosso sistema digestivo funciona sem parar, mesmo que esteja dolorosamente lento. É próprio de nossa natureza mover, processar, liberar. O movimento está acontecendo através de nós, dentro de nós e à nossa volta.

Esse princípio simples funciona em muitos níveis. Como seres emocionais e espirituais, não podemos progredir quando focamos o que está preso — seja um pensamento, um sentimento, uma identidade, um diagnóstico, um ponto de vista ou mesmo uma pessoa. Isso porque esse estado de prisão não guarda nenhuma vida.

Quando nos conectamos com a ideia de movimento, tiramos proveito de algo que nosso corpo faz naturalmente. Não apenas nossos órgãos, tecidos e fluidos são feitos para se mover, mas nossa energia também. Isso é verdade não apenas em um nível visível — em suor, digestão e outros processos físicos —, mas também em um nível invisível.

As crianças entendem isso intuitivamente. É por esse motivo que estão sempre se mexendo. Nunca parei de me mexer, em parte porque não conseguia e em parte porque nunca vi nada de errado em me movimentar. Também nunca ensinei meus filhos a pararem de se mexer. Movimentar-se é bom — indica que a vida está em curso à nossa volta e através de nós; move a linfa, lubrifica as articulações e impede que os músculos fiquem tensos. Quando sentimos alegria no corpo, movimentar-se e caminhar são respostas naturais. O inverso também é verdadeiro: movimentar-se e caminhar podem nos ajudar a nos sentirmos mais alegres. Uma caminhada rápida é incrivelmente útil ao cérebro, que também não gosta que fiquemos parados e quietos.

O conceito de fluxo de energia é estudado há milênios no Oriente numa escala ainda mais sutil. A medicina chinesa tradicional se baseia em uma compreensão do fluxo de energia que corre de e para órgãos específicos através de *meridianos* (canais de energia que percorrem o corpo). Tratamentos como acupuntura, acupressão e moxabustão são aplicados a pontos-chave desses meridianos para desbloqueá-los, ativá-los e ajudar o fluxo de energia. Nos anos 1970, Bill e eu nos tornamos adeptos da acupuntura na comunidade alopática. Embora a acupuntura seja uma ciência antiga, praticada há milhares de anos, até as últimas décadas era relativamente desconhecida na medicina ocidental, e os médicos ridicularizavam a prática chinesa de espetar agulhas em pessoas, comparando-a à sangria e a outras práticas alopáticas antiquadas e obsoletas. Não tinham nem um pouco de curiosidade em saber *por que* os médicos chineses tradicionais faziam o que faziam, em alguns casos porque não conseguiam imaginar, em outros porque tinham a mente fechada e haviam sucumbido ao preconceito. Comecei a estudar um pouco mais a acupuntura a partir de uma resposta a uma carta que Bill e eu publicamos em nosso boletim informativo, *Pathways to Health* [Caminhos para a Saúde]. Um homem escreveu que aplicara um tratamento a seu pescoço, direcionado a um sintoma específico, e tivera benefícios notáveis em seu tornozelo, onde estava apresentando outro sintoma completamente diferente. Ele queria saber como aquilo tinha sido possível.

Lembre-se, isso aconteceu antes do Google. Não havia fóruns na internet para consulta nem outros lugares para postar uma pergunta como aquela. Nosso pequeno boletim, que era impresso a cada mês em nossa clínica e enviado a assinantes do mundo todo, era a melhor fonte de informação sobre saúde natural e integrativa para muita gente. Bill e eu estávamos aprendendo junto a todo mundo e não tínhamos a menor ideia de por que o tratamento do pescoço do homem afetara seu tornozelo. Publicamos a carta integralmente e perguntamos se alguém tinha uma explicação. Pouco tempo depois, um médico escreveu da Itália para dizer que os dois pontos faziam parte do mesmo meridiano.

Na época, eu nunca havia ouvido falar em meridianos, então comecei a investigar à moda antiga: lendo e perguntando. Quanto mais eu aprendia, mais sentido aquilo fazia. Só que eu precisava de mais informações do que podia obter localmente ou por meio de cartas, então decidi atraí-las até mim. Em 1973, Bill e eu organizamos o primeiro simpósio dos Estados Unidos sobre acupuntura. Nós o realizamos na Universidade de Stanford, na Califórnia, e convidamos líderes renomados do mundo inteiro no campo da acupuntura. O presidente Richard Nixon acabara de ir à China e testemunhara uma apendicectomia em que o alívio da dor fora obtido apenas com acupuntura; sem anestesia. O médico do presidente Nixon, o dr. Paul Dudley White, participou de nosso simpósio, assim como outros 280 médicos. Bill e eu estávamos entre os primeiros da área da medicina a promover o estudo da acupuntura na comunidade médica ocidental, e começamos a organizar conferências e trazer oradores da China e de outras partes do mundo. Um pouco mais tarde, comecei eu mesma a tratar pessoas por meio da acupuntura e fiquei impressionada com os resultados rápidos.

No início de minha jornada na prática da acupuntura, estava cuidando do trabalho de parto de uma adolescente apavorada.

Ela estava completamente sozinha, sem nenhum parceiro para apoiá-la, e era muito jovem. Gritava a cada contração, sabendo que a dor apenas se tornaria mais intensa e com medo do que estava por vir. Eu me sentia muito mal por ela. Também temia que a criança nascesse numa atmosfera de profundo sofrimento emocional. Sempre fui uma proponente de nascimentos afetuosos e, embora não culpasse a mãe por seu medo e sua dor, sabia que ela e a criança mereciam uma experiência mais positiva.

Perguntei à minha paciente se estava disposta a me permitir tratá-la com acupuntura. Ela concordou, embora estivesse cética. Pus as agulhas nos pontos que eu aprendera que eram benéficos a trabalhos de parto e me sentei a seu lado. Aos poucos, as lágrimas da menina começaram a secar e sua respiração se tornou mais pesada enquanto ela relaxava. Alguns minutos depois, fiquei surpresa ao constatar que a garota adormecera! Durante muitas horas, ela acordava por causa das contrações e voltava a dormir. Ao utilizar seus meridianos, ela pôde entrar no fluxo da vida. Isso a confortou e a relaxou. Sua energia começou a se mover, e ela pôde focar algo além da dor e do medo.

A vida está sempre em movimento; só precisamos perceber isso. Está se movendo através de nossos meridianos. Através de nossos batimentos cardíacos. Precisamos apenas expandir nosso foco.

Pense na vida como um riacho na floresta. Uma árvore cai no meio do riacho, criando uma pequena represa, e alguns gravetos vão se juntando ali e tornando a represa um pouco mais alta. O fluxo de água diminui significativamente, mas em geral não para por completo. Mesmo quando para, a água continua a fluir antes da represa, e o movimento pode ser visto na linha d'água crescente. Em algum momento, a água chega ao topo da represa e começa a escorrer de um lado ou outro, contornando-a e seguindo seu fluxo correnteza abaixo. Se olharmos apenas a represa e a água empoçada atrás dela, podemos pensar que a água parou, mas a verdade é que está sempre em movimento.

Vida procura vida. Sempre. Isso significa que, quando nos sentimos muito presos, seja física, emocional, situacionalmente, seja de qualquer outro modo, precisamos apenas identificar em que ponto as coisas ainda estão se movendo. Quando investimos foco e energia ali, um fio de água flui através da represa. Alinhar-se com esse fio nos ajuda a nos realinharmos com a vida.

Quando fazemos isso, podemos nos levantar e voltar a nos mover. Depois, é só continuar seguindo.

Hoje em dia, muitos de nós temos rastreadores digitais que nos informam quantos passos damos, e podemos estabelecer metas a alcançar. Não sou exceção: durante os longos meses da quarentena devido à epidemia de Covid, desafiei-me a continuar dando meus 3.700 passos por dia, e muitas vezes bato a meta simplesmente dando voltas na mesa da cozinha. Quando o mundo se abriu de novo, mantive o ritmo e recentemente até aumentei minha meta diária para 3.800 passos! Para minha sorte, minha casa é cheia de tesouros de minhas viagens pelo mundo. Olho para eles enquanto me movo, lembrando-me dos lugares onde estive e das pessoas que conheci. As prateleiras que se estendem sobre as paredes estão repletas de pedras colhidas em caminhos nas montanhas e conchas de praias de litorais distantes. Na parede, há retratos de vários membros da família: meus pais nos anos 1930, eu mesma nos anos 1940, meus dois filhos mais novos posando para um cartão de Natal nos anos 1960, e minha filha Analea posando para o anuário do ensino médio nos anos 1970, 40 anos antes de sua morte. Vejo cristais e carrilhões de vento, bugigangas que meus pacientes e amigos me deram ao longo de muitas décadas, e prêmios com que fui homenageada no curso de minha carreira longa e significativa. Posso estar em casa, mas não me sinto presa.

Isso parece muito simples, mas pode ser desafiador, em especial quando nossos corpos se acostumam a *não* se mover e nos tornamos fisicamente fracos, temos lesões ou estamos deprimidos.

8

MOVA-SE EM MEIO À DOR

Nos anos do *baby boom*, não tínhamos um termo para descrever a experiência comum de mães jovens cujos corpos, química do cérebro e senso de identidade eram submetidos às pressões da maternidade precoce — um distúrbio que hoje chamaríamos de *depressão pós-parto*. Mas, identificada ou não, a condição era muito comum na cidadezinha às margens do rio Ohio onde Bill e eu começamos nossa família.

Não havia muitas oportunidades naquela cidade. A maioria das pessoas era de baixa renda, e poucas tinham acesso ao ensino superior. Além disso, era uma época diferente, e as oportunidades para as mulheres eram limitadas para além das condições socioeconômicas da região. Muitas jovens haviam feito tudo o que era esperado delas. Era comum terem se casado com o namorado do ensino médio e engravidado logo depois, com frequência tendo vários filhos em rápida sucessão. Isso foi antes da legalização da "pílula", que era, como todos nós chamávamos, o controle de natalidade na época, e, no fim das contas, esperava-se que mulheres casadas quisessem engravidar e ficar em casa. Não sei se foi assim com Maria ou não; acho que ela também não sabia.

Ela veio se consultar comigo porque estava sentindo dores de cabeça que a obrigavam a ficar no sofá durante a maior parte do dia. Trouxera dois bebês a tiracolo — um ela sacudia no colo, com os cachos castanhos balançando, enquanto os olhos brilhantes espiavam para fora da janela, e o outro engatinhava pelo chão, sujando os joelhos enquanto explorava os cantos de um jeito que dava orgulho à menininha bagunceira que havia em mim. Como fazia com muitos pacientes, comecei perguntando a Maria sobre sua vida.

Ela me contou que adorava revistas de moda e passava a maior parte do dia lendo-as e sonhando com outra vida. Embora a irmã, as primas e as amigas da escola estivessem todas em situações semelhantes e não morassem longe, ela quase nunca as visitava, e com o tempo elas haviam parado de ligar.

— Eu sinto como se não *conseguisse* me levantar. É como se algo estivesse me pressionando para baixo, e então essa dor de cabeça terrível começa por volta das 2 ou 3 horas da tarde todos os dias. Mas a essa altura eu tenho que me levantar mesmo assim porque tenho que cuidar da limpeza e fazer a comida antes de meu marido chegar em casa.

Foi então que sua filha, que estava deitada de costas embaixo da mesa, sentou-se de súbito batendo a cabeça. A menina começou a chorar. Segundos depois, o irmão mais novo começou a chorar também.

Peguei a menininha, enquanto Maria começava a balançar para acalmar o filho, mas durante vários minutos a sala foi imersa na choradeira. Com quatro crianças pequenas em casa, eu conhecia bem a situação e não me importei. Mas ao observar Maria, percebi que ela estava cansada daquilo. Seus olhos se arregalaram e sua mandíbula se contorceu num sorriso falso.

— Quieto agora, está tudo bem — sussurrou ela de modo nada convincente, enquanto balançava o menino com um tipo de desespero específico de pais jovens.

Por fim, as crianças pararam de chorar, e foi quando as lágrimas de Maria começarem a escorrer.

Ela me olhou com os mesmos belos olhos castanhos de seu filho, cheios de lágrimas.

— Ah, dra. Gladys, você acha que sou uma péssima mãe?

Eu não achava Maria uma péssima mãe; achava que ela estava deprimida.

— O que as crianças ficam fazendo quando você está no sofá? — perguntei.

— Você sabe, são crianças. Ficam apontando para as figuras de um livro. Abraçando um ursinho. Apertando os botões dos brinquedos até algo pular para fora.

— E você se movimenta?

— Não.

— Tem certeza?

Expliquei a Maria sobre a represa e o fio de água. Falei sobre o deserto depois da chuva. Então disse que ela estava se movendo também — de um jeito ou de outro —, e que tinha apenas que perceber esse movimento.

— Meu palpite é que você *está* se movimentando, mas precisa entrar no ritmo de seu movimento e se deixar levar por ele. No mínimo, você está respirando e virando as páginas de sua revista. Siga o fluxo desse movimento.

Maria ficou confusa.

— O que você quer dizer? Virar as páginas *mais rápido*?

— Não. Ao virar a página, deixe todo seu braço se mover. Deixe que esse pequeno movimento de virar a página se torne um movimento maior em que você usa o braço e o ombro. Pegue o impulso. Levante-se, ande pela casa, olhe para fora. Pode ser que você note uma borboleta pela janela, então caminhe em direção a ela. Se notar algumas flores silvestres, vá pegá-las no jardim. Não se deixe ficar sentada, congelada. Em algum momento, sua mente vai começar a seguir seu corpo. Você vai ver algo bonito e inspirador, e vai se alinhar com a luz novamente.

Maria estreitou os olhos enquanto continuava a balançar o bebê. Não estava convencida.

— Está vendo como você está balançando o bebê aí? — perguntei, e ela fez que sim. — Balance a si mesma, Maria. Você precisa disso tanto quanto ele. Mesmo quando não conseguir sair do sofá, tente se balançar durante um minuto inteiro sem parar. Comece assim.

Em meu colo, a menininha havia tirado um sapato e a meia e estava examinando os dedos do pé. Peguei seu dedão, apertei-o e disse:

— Este porquinho foi às compras...

Ela deu um gritinho de prazer, sabendo o que viria a seguir. Pressionei com delicadeza seu segundo dedo do pé e comecei a fazer o caminho em direção ao dedo mínimo.

— Este ficou em casa. Este porquinho comeu rosbife, este não fez nada. E este porquinho fez "*Uíííííí!!!!*" voltando para casa.

Ela balançou o corpo enquanto eu fazia cócegas em sua barriga, e nós duas rimos.

Quando olhei para Maria, ela estava sorrindo, embora os olhos ainda estivessem interrogativos.

— Não é fácil ser mãe — falei em um tom suave.

Ela concordou, e as lágrimas voltaram a escorrer.

— Mas você precisa desses joguinhos bobos tanto quanto eles. Precisa rir com seus filhos, pegá-los, mover-se com eles. Não porque isso vai fazer de você uma boa mãe, mas porque vai permitir que você sobreviva. Tem que deixar essas risadinhas entrarem aí e continuar se movendo. Senão, são só fraldas sujas o tempo todo.

Segundo segredo: Toda vida precisa estar em movimento

Maria se inclinou em minha direção e aproximei a cadeira dela. Então eu a abracei, com as duas crianças aninhadas entre nós, enquanto ela soltava uma enxurrada de lágrimas.

Eu sabia que sua situação era desesperadora, então fiquei muito surpresa quando minha solução por si só a tirou daquilo. Maria passou a se movimentar e voltou a acessar sua força vital. Quando a vi, vários meses depois, ela estava se encontrando regularmente com uma prima para caminhar até o parquinho. Elas empurravam seus filhos no balanço — às vezes até elas próprias se balançavam — e compartilhavam os desafios da maternidade. Com o tempo, Maria começou a fazer os próprios desenhos de moda e a se expressar criativamente à mesa da cozinha. Encontrou um jeito de fazer a maternidade funcionar para ela.

Hoje, eu poderia oferecer recursos diferentes a alguém como Maria. Talvez uma paciente semelhante recebesse um apoio à saúde mental de um terapeuta profissional ou usasse medicamentos psiquiátricos para sair do estado depressivo. Se suas dores de cabeça fossem diagnosticadas como enxaquecas ou cefaleia em salvas, outros medicamentos também poderiam ser úteis. Ela poderia ir a uma academia de ginástica para liberar mais endorfina, em vez de apenas se mexer e caminhar pela vizinhança. Mas mesmo hoje, com muito mais recursos disponíveis, temos que nos movimentar para acessá-los — temos que despertar nossa força vital para pedir ajuda. E, acredite ou não, é melhor andar pela casa e brincar com um bebê do que ficar paralisado no sofá.

A depressão é insidiosa. É invasiva e sorrateira, como um vírus. Infiltra-se sem ser detectada, até que de repente nos domina, e não sabemos o que fazer. Quando isso acontece, precisamos encontrar maneiras simples de nos conectarmos com a vida de novo.

Talvez seja difícil continuarmos nos movimentando quando estamos deprimidos. Ou quando estamos sofrendo muito. Mas a dor emocional da depressão é muito semelhante à dor física e, frequentemente, por mais que o movimento possa doer, é parte da solução para a dor.

Outra paciente, Suzy, tinha artrite reumatoide e sentia dor diariamente. Estava animada por ter engravidado, mas eu fiquei preocupada que ela sofresse ainda mais, em particular durante o trabalho de parto. A artrite é uma doença crônica que inflama as juntas. A gravidez, por sua vez, pressiona as articulações, liberando hormônios que as obrigam a expandir mais do que o normal, e o parto em si potencializa esse efeito. Eu sabia que o trabalho de parto implica uma das maiores dores que a maioria das mulheres sente na vida; e isso seria ainda pior no caso de alguém com artrite reumatoide. Suzy queria passar pela experiência sem intervenções, nem mesmo medicamentos, mas eu não tinha tanta certeza de que ela conseguiria.

Tive a sorte de auxiliar Suzy quando ela deu à luz. Como qualquer mulher em trabalho de parto, ela sentia dor, e eu sabia que a dela era maior que a da maioria. Mas, ao servir como um precioso portal entre mundos e imbuída da intuição profunda e universal com que as mulheres são muitas vezes abençoadas quando estão em trabalho de parto, Suzy parecia saber exatamente o que fazer. Algo primal aconteceu diante de meus olhos. Aquela mulher incrível, que estava acostumada ao desafio de viver com uma dor crônica, permitiu-se de algum modo ser movida pelo que doía. Parou de lutar e deixou aquilo tomar conta dela por completo.

A cada contração feroz, ela se entregava por inteiro. Percebi quando, aos poucos, seus movimentos encontraram um ritmo e, em seguida, começaram a fazer uma dança. Ela girava devagar pela sala, os pés descalços no chão, balançando os quadris como uma deusa antiga, como uma *mulher que sabe*. Jamais vou esquecer a visão daquela mulher incrível dançando para dar à luz e receber a filha no mundo enquanto se movimentava com a dor. A dor era muito intensa, é claro, mas Suzy não focou isso. Deixou que fosse transitória. Ela se abriu à grande alegria. Quando a mãe recebeu a filha no mundo num parto saudável e afetuoso, a dor transitória se transformou numa felicidade transcendental.

Esperei de canto, admirada. Embora eu tenha testemunhado centenas, se não milhares, de nascimentos ao longo da vida, esse milagre em particular ainda me maravilha.

Suzy estava fazendo uso de algo muito maior do que ela própria: uma sabedoria que atravessa gerações.

Estudos científicos mostram que certos movimentos amenizam muitos tipos de dor crônica.[9] O movimento mantém as articulações lubrificadas e saudáveis, impede que os músculos se deteriorem para que possam sustentar ligamentos e ossos, mantém o sangue circulando e nos dá algo em que focar além da dor.

Então como devemos nos movimentar quando sentimos dor? Por mais contraintuitivo que soe, a resposta é simples: de qualquer jeito. Há exceções, é claro — como quando temos uma lesão na coluna vertebral ou um osso que está se recuperando —, mas na maioria das vezes algum tipo de movimento é possível, mesmo quando temos que manter a parte do corpo que dói imóvel. Além disso, o movimento afasta a depressão, que pode nos manter ainda mais presos.

O medo é um dos grandes motivos pelos quais paramos de nos mover em resposta à dor: não queremos sofrer mais. Mas como a vida está sempre em movimento, o movimento está sempre presente. Se você sente dor, comece respirando mais fundo. Note como isso movimenta sua barriga e seu peito. Permita que o corpo comece a se mover com a respiração, tornando-a cada vez mais profunda. Pode ser que você note que a dor aumenta e diminui durante o processo. Talvez mover-se desse jeito ou daquele deixe a dor mais suportável. Talvez até seja possível começar a se erguer e fazer movimentos mais amplos. Permita-se e veja o que acontece. Quem sabe? Você pode até começar a dançar.

Se você possui algum tipo de dor crônica, vai perceber que se mover enquanto sente dor vai acabar virando um hábito. Se sua mente tende à depressão, você também pode treinar se movimentar quando sentir que um episódio depressivo se aproxima.

Às vezes, há uma razão física para a dor: uma lesão ou a herança de uma química cerebral que leva a humores instáveis. Outras vezes, são experiências passadas que levam à estagnação. Por isso, é importante considerar o papel da vergonha, a emoção mais paralisante do corpo.

9

PARALISADOS PELA VERGONHA

A vergonha é uma das emoções mais difíceis de liberar. Muita gente passa a vida inteira em suas garras. É comum sermos atormentados por vergonhas antigas — situações que se repetem muitas vezes, por mais que a gente deseje o contrário. Nada contrai mais nossa força vital do que a vergonha.

Todo mundo sente vergonha às vezes. Por razões que não são de todo claras para mim, tenho uma forte tendência a escorregar e cair no palco. É constrangedor, mas acontece. Embora a lembrança desses incidentes ainda me provoque uma pequena pontada de vergonha, aprendi a transformar isso em humor, que parece atenuar os incidentes constrangedores.

A primeira vez que caí em público foi durante a escola primária. Estava orgulhosa por estar encenando o papel principal numa peça de teatro chamada *O sapo pulou a poça*. Eu vestia uma fantasia verde e estava preparada para o momento crucial: meu salto triunfante sobre uma bacia cheia de água. Uma multidão assistia. Mas algo deu errado no meio do ar e acabei, primeiro ouvindo, e depois sentindo, a água espirrando embaixo de mim.

Fiquei sentada na bacia, paralisada pela humilhação e chorando sem parar, enquanto a multidão explodia em risadas, com a tinta verde escorrendo da roupa de sapo e formando uma mancha na água.

Mais tarde, quando meus irmãos contaram a história à mesa de jantar, minha mãe entendeu que era um bom momento para uma lição. Esperou meus irmãos pararem de rir e disse:

— Certo, meninos, agora que vocês se divertiram, o que podemos fazer, como família, para ajudar Gladee a, da próxima vez que se sentir envergonhada, conseguir fazer com que as pessoas riam *com ela*, em vez de rir *dela*?

Minha mãe fez a pergunta cheia de amor e compaixão — por meu constrangimento e pelo absurdo da situação. Não fez eu me sentir envergonhada por chorar, mas também não fez meus irmãos se envergonharem por rirem.

Aconteceu que a resposta estava na própria pergunta. Quando liberamos a vergonha por estarmos na poça, percebemos o que todo mundo já sabia: que é *muito* engraçado participar de uma peça chamada *O sapo pulou a poça* e, em vez de cumprir essa promessa, cair na água. Quando permitimos que o constrangimento se transforme, ele quase sempre se torna outra coisa — nesse caso, humor.

Essa lição me serviu várias vezes, afinal aquela foi a primeira de muitas ocasiões em que caí em um palco. Na faculdade, tive uma aula de oratória. Cada estudante precisava se levantar e se apresentar para a sala. Eu estava nervosa porque já era um tanto diferente das outras meninas — havia me mudado recentemente da Índia para Ohio. Quando subi ao pódio para me apresentar, tropecei no degrau e caí de bunda. Antes do baque da aterrissagem, dois outros sons altos ricochetearam na sala: o *craque* de minha cabeça sobre a carteira escolar e o *rip* de minha saia rasgando acima do joelho, o que na época era uma indecência e tanto. A lição de minha mãe na ocasião da peça escolar me veio

Segundo segredo: Toda vida precisa estar em movimento

à mente na hora, e eu logo me recuperei e liberei o constrangimento. Com a plateia ainda boquiaberta, anunciei:

— A primeira coisa que um orador deve fazer é ganhar a atenção da plateia. Meu nome é Gladys Taylor e espero que tenham gostado do show!

A sala inteira riu, e eu também.

Entender que a vida precisa se mover funciona exatamente assim: reconhecemos o que não está funcionando e nos livramos disso para dar espaço ao novo. Nesse caso, quando liberei a humilhação por ter cometido um erro, encontrei o humor que havia por trás daquilo. Esse humor só me trouxe alegria, e essa alegria simplesmente não seria possível para mim se eu tivesse permanecido presa em minha vergonha e meu constrangimento. Tive que primeiro me perdoar por ter cometido um erro para que a energia pudesse voltar a se mover.

Era isso que minha mãe estava tentando me ensinar. Enquanto chorava, sem sair da bacia de água, não estava me lamentando porque havia caído — eu era uma criança ativa e caía o tempo todo. Chorava porque pensei que *não deveria* ter caído e estava envergonhada. Pense em Maria e Suzy, que apresentei no capítulo anterior. Minha vergonha paralisada no palco é semelhante ao temor de Maria de que não fosse uma boa mãe. E realça o que Suzy *não* fez durante o trabalho de parto — não ficou sentada, preocupada com sua artrite e o trabalho de parto difícil, pensando sobre tudo que havia de errado. Isso a teria distraído de sua missão, que era dar à luz o bebê. Suzy continuou se movendo e deixou a vida e o amor — e mesmo o riso — fluírem através dela.

Minha mãe me ensinou a rir quando eu senti vergonha porque o riso tem a estranha capacidade de atravessar o que dói. No corpo, o riso serve a um importante propósito: literalmente faz cócegas nas suprarrenais. O diafragma está localizado um pouco acima dessas glândulas, que guardam a reatividade, o medo e a raiva, a apatia e o ódio. Quando rimos, flexionamos e liberamos o diafragma, o que dá uma leve sacudida nas suprarrenais. Penso nisso como se fossem cócegas. *E aí? Está se sentindo estressado ou chateado? Tem alguma coisa que você gostaria de liberar?*, diz o diafragma. Em minha experiência, as suprarrenais costumam ficar bastante aliviadas com o convite para relaxar e se soltar.

A vergonha é uma das emoções mais estagnantes da experiência humana. À mesa de jantar, minha mãe me mostrou que, em vez de me trancar no constrangimento, eu podia acessar uma emoção que estava *em movimento* e aproveitá-la para sair da vergonha.

Agora, se você pensa que emoções como vergonha e constrangimento desaparecem na velhice, posso atestar que está errado. Ainda tenho a oportunidade de liberar momentos constrangedores, mesmo aos 102 anos.

Uma oportunidade dessas surgiu em meu 99º aniversário. Na época, eu ainda dirigia, e havia passado no supermercado para comprar alguns itens. Na volta para o carro, eu estava carregando uma sacola do jeito que uma mulher de 99 anos faz: devagar. Acho que chamei atenção porque um senhor idoso veio me socorrer.

— Quer ajuda? — perguntou ele.

— Ah, obrigada, mas estou bem — respondi.

— Posso ajudar você, de verdade. Sou mais forte do que pareço. Tenho 86! — disse ele com orgulho.

Algo no comentário me irritou. Não sei por que, mas me irritou. Então dei uma resposta desagradável sem pensar.

— Hum, e eu tenho 99!

Olhei em seus olhos, desafiando-o.

O senhor ficou um pouco espantado com a resposta. Falei mais alguma coisa num tom amigável e me afastei. Fechei o porta-malas do carro e me sentei no banco do motorista, fumegando de raiva de mim mesma. Por que eu dissera algo tão desagradável? Por que eu me sentira em uma competição? Ele só queria ajudar! *Você está se tornando uma velha ranzinza, Gladys*, pensei comigo mesma. Estava chateada demais para dar a partida no carro.

Então me perguntei: *O que essa situação teve de engraçada?* De repente, percebi: dois idosos discutindo num estacionamento de supermercado. Isso era engraçado! Uma mulher idosa tratando um homem de 86 anos como se ele fosse um jovem presunçoso. Isso era engraçado também! Quanto mais eu examinava a situação, mais parecia uma cena de comédia com dois velhos zangados brigando por causa de uma sacola de compras. Fiquei no carro e fiz cócegas em minhas suprarrenais até a barriga doer. De algum jeito, aquilo se tornou ridículo demais para continuar sendo constrangedor. Liberei a vergonha e o arrependimento, dei uma risada e relaxei.

Da próxima vez que você se pegar fazendo algo constrangedor, incentivo que tente pensar em como a situação poderia ser encarada como engraçada. O que há de cômico no erro? O que foi surpreendente, bobo ou simplesmente ridículo? Como uma pessoa de fora veria isso, e por que riria? Você vai ficar surpreso com a frequência com que uma interpretação bem-humorada pode surgir das situações mais improváveis.

O truque funciona muito bem com pequenos incidentes como o que descrevi. Mas, muitas vezes, aquilo a que nos agarramos é um arrependimento sobre as escolhas maiores que fizemos na vida. Como podemos liberar os sentimentos a respeito de decisões maiores que tomamos no passado — os relacionamentos que perdemos, as decisões financeiras com as quais lidamos mal, as escolhas de carreira que deram errado?

Seguir o fluxo da vida também inclui nos perdoarmos por aquilo que não sabíamos ou não fizemos melhor no passado.

10

LIBERE O QUE NÃO IMPORTA

Ao longo da vida, muitos de nós nos sentimos presos a uma ideia ou experiência. Quando eventos verdadeiramente desafiadores aparecem, merecem ser processados e, geralmente, sentimos como se todo nosso ser se empenhasse em superar a situação. Mas às vezes parece que ficamos presos nessa fase. Às vezes não conseguimos seguir em frente.

Há uma linha tênue entre seguir em frente e a negação absoluta, mas acredito que todo mundo sabe a diferença. A maioria de nós sabe quando um processo está empacado. É quando ruminamos, voltando ao mesmo pensamento uma vez atrás da outra ou quase nos torturando com uma memória que parece que não conseguimos liberar. É quando algo que amamos, como um relacionamento, uma carreira ou um projeto, chega ao fim e não conseguimos parar de nos lamentar pelo que já não temos, em vez de construir algo novo. Quando isso acontece, às vezes precisamos de uma liberação rápida. Precisamos olhar o que já não está nos servindo e simplesmente deixar partir.

Segundo segredo: *Toda vida precisa estar em movimento*

Quase todo mundo sabe como é ter que lidar com algo que não nos serve mais. De vez em quando, estar aberto à vida significa afastar-se de coisas que não são boas para nós. Podemos dizer apenas um "Não, obrigado" gentil, mas firme, e seguir adiante.

Minha mãe compreendia profundamente esse princípio. Minha irmã Margaret e eu já éramos idosas quando, um dia, olhamos uma para a outra e notamos que ambas fazemos um gesto engraçado com a mão quando falamos. Erguemos a mão um pouco à frente com os dedos relaxados e a palma para cima e, em seguida, jogamos a mão para baixo e para trás, como se estivéssemos liberando pétalas de flor numa água que flui abaixo de nós. *Como assim? Quem começou com isso?*

Então nós duas lembramos: a mamãe.

Ela fazia esse gesto e dizia: "*Kutch par wa nay*", ou "Isso não importa" em hindustani. Foi assim que nos ensinou a soltar as coisas. Para ela, era um movimento natural. Foi o que lhe permitiu passar por imensos desafios sem perder o ânimo; ela liberava o que não funcionava, voltava a focar o que era importante para si e seguia em frente. Minha mãe nunca era rude ou insensível; era extremamente compassiva. Mas também tinha um trabalho importante a desempenhar neste mundo, e *kutch par wa nay* lhe permitia continuar a fazê-lo.

Ao longo da vida, constatei que esse gesto é muito útil. Eu o fiz durante anos — muito antes de Margaret e eu percebermos o que era. Quando percebia algo que não me servia, largava-o, abrindo os dedos num movimento fluido que simbolizava liberação. Depois que passamos a fazer o gesto de modo consciente, percebo que há um grande empoderamento em saber que, sempre que algo vem em minha direção, posso escolher se o recebo ou não. Se é algo que não quero, conscientemente devolvo essa energia para qualquer que seja o lugar de onde veio. Não a seguro. Reconheço que o universo está se movendo e a libero como flores na água.

Nunca me faltam oportunidades de praticar *kutch par wa nay*. Também gosto de praticar a liberação quando me deparo com emoções que preciso sentir e transformar. É particularmente eficiente ao lidar com o arrependimento.

Eu me arrependi de muitas decisões na vida, o que significa que tive muitas oportunidades de aprender a me perdoar. Arrependi-me de coisas que disse, de ter magoado pessoas, de escolhas que fiz e de opiniões que sustentei. Mas me recuso a guardar arrependimentos.

No curso de um século, meu conhecimento aumentou significativamente — assim como espero que o seu tenha aumentado e continue aumentando durante sua vida. Minhas opiniões também evoluíram. Essa mudança é uma parte natural de estar vivo.

Há coisas que eu pensava que eram certas e que agora penso que são erradas. É verdade; não importa o quanto você seja firme em suas convicções hoje, se viver mais de 100 anos, tenho certeza de que há ideias e opiniões das quais passará a discordar mais tarde. Uma das questões que mais me afligiram estava relacionada à minha carreira e afetou centenas de mulheres e crianças que estiveram sob meus cuidados durante alguns dos momentos mais vulneráveis de suas vidas.

Quando estava sendo treinada para realizar partos, o consenso era de que as mulheres deviam ser postas no que era chamado de "estado de semiconsciência" para evitar a dor. Assim, a mãe ficava incapaz de empurrar o bebê, e o médico o extraía com um fórceps.

Dei à luz meus dois primeiros filhos assim. Eu mesma realizei muitos partos com um fórceps, e era boa no procedimento. Haviam me ensinado que essa forma de trazer uma criança ao mundo era uma dádiva depois de as mulheres terem passado séculos condenadas à dor excruciante do parto. Na época, parecia uma visão compassiva, centrada na mulher, mas agora percebo que é uma maneira brutal — e, em grande medida, desnecessária — de receber um bebê no mundo.

Hoje, embora eu apoie mulheres que querem fazer uso de medicamentos para aliviar a dor, penso que é errado dizer a elas que não vão conseguir realizar o parto sozinhas. Reconheço o poder e a importância de passar pelo processo de dar à luz, e quer as mulheres acabem tendo um parto com uma grande intervenção, quer não, eu nunca sugeriria que devem ser automaticamente medicadas. Também entendo que é traumático para um bebê ser puxado para fora pela cabeça.

Em retrospecto, acho que eu poderia me sentir culpada pelos partos que realizei com fórceps. Pelo modo como dei à luz meus dois primeiros filhos. Não foi assim que escolhi trazer ao mundo meus filhos que nasceram depois.

Isso se estende para muito além dos partos; eu poderia me sentir culpada pelos alimentos — que na época eu pensava que eram saudáveis — que dei a meus filhos, pelas opiniões que formei e que hoje acho chocantes, ou por coisas que disse e que gostaria muito de retirar. Mas também poderia simplesmente dizer "*Kutch par wa nay*" e saber que, após me informar melhor, eu mudei meu comportamento. Na maioria das vezes, fiz o melhor que podia com o que tinha na época. Fiz as escolhas que fiz com amor, e escolhi viver sem arrependimentos. Todo mundo tem arrependimentos — a questão é: por quanto tempo devemos guardá-los?

Quando morava em Ohio, trabalhei certa vez com um pai que quase matou seu bebê recém-nascido por acidente. Matthew tinha cerca de 20 anos, e sua esposa, Connie, era ainda mais jovem. Eu a tratara durante a gravidez e sabia que ela estava perto de ter o bebê. Mas, como muita gente nas redondezas, ela passou um bom tempo em trabalho de parto até me chamar, e levei algum tempo para chegar quando o chamado veio.

Era uma época movimentada. Quando começamos a atender, éramos dois de seis clínicos gerais na cidade, mas os outros haviam se aposentado, um a um. Então Bill ingressou no serviço militar durante a Guerra da Coreia, e fiquei sozinha para cuidar de quase 9 mil pacientes, além dos quatro filhos pequenos que eu estava criando. Estava tratando outro paciente quando recebi o telefonema, e levei uma hora para arrumar as coisas e conseguir chegar à casa de Connie, que ficava em uma colina.

Matthew abriu a porta em pânico.

— Dra. Gladys, Connie já teve a criança, e ela está sangrando muito.

— Quem está sangrando? — perguntei, pondo às pressas as luvas e a touca enquanto corria pelo corredor com uma bolsa.

— Connie ou o bebê?

— Os dois — disse ele, pálido —, mas é com o bebê que estou preocupado. Cortei o cordão como devia e o sangue está jorrando sem parar.

Abri a porta do quarto aos empurrões e vi Connie branca de medo, segurando uma pequena trouxinha nos braços. Havia uma bagunça do parto sobre os lençóis, e uma tesoura aberta sobre a mesa de cabeceira. Peguei o bebê e vi que a coberta estava manchada de vermelho. Ninguém disse uma palavra quando eu a retirei. Ali, a barriguinha estava coberta de sangue — *jorrando* era a palavra certa, já que o cordão havia sido cortado rente à pele. O recém-nascido estava tão silencioso quanto os pais, o que me gelou até os ossos.

Normalmente, clampeamos o cordão antes de cortá-lo a 2,5 centímetros, ou o dobro disso, à frente do umbigo. Isso ajuda a artéria umbilical — que até então é responsável pelo suprimento de sangue do bebê — a fechar. Durante alguns dias, fica um toco feio, que acaba caindo. Em geral, não há nenhuma necessidade de cortar o cordão de imediato. Mas Matthew, cheio de adrenalina depois de realizar o parto da filha e sem instrução sobre o que fazer em seguida, pensara no próprio umbigo e cortara o da filha bem na base.

Abri a bolsa para pegar meus instrumentos, encontrei um pequeno conjunto de pinças chamadas hemostáticas e as mergulhei em desinfetante. A bebê perdera muito sangue, e não havia tempo a perder. Matthew e Connie se seguraram um no outro, ofegantes, enquanto eu me ajoelhei ao lado da cama e cavei a barriga da recém-nascida à procura da artéria umbilical. Estava no fundo, e a bebê começou a gritar assim que toquei o ferimento. Os berros se tornaram desesperados quando o espetei com a pinça. Quando ela parou de gritar, fiquei ainda mais preocupada. Estava tão fraca devido à perda de sangue que já não conseguia chorar. Demorei o que me pareceram vários minutos agonizantes para pegar a artéria enquanto a bebê gritava e arfava, mas eu a segurei, clampeei e salvei sua vida.

Mais tarde, Matthew tentou se desculpar, mas eu o interrompi assim que ele começou.

— Matthew, você fez o melhor que podia com as informações que tinha — falei com delicadeza, mas com firmeza. — Não desperdice sua energia com isso, sua esposa e sua filha precisam de você agora. Foi um acidente. Você não sabia. Não faz sentido se martirizar por algo que você não poderia evitar. — Fiz o gesto com a mão e continuei: — Deixe isso para lá. Sua filha está viva e vai ficar bem. Deixe isso para lá.

E eu estava certa. Encontrei a família durante vários anos depois, e a menininha estava bem.

Pensei em Matthew durante anos, aquele pai jovem, assustado, no alto da colina, fazendo o parto sozinho. Rezei para que o erro não o assombrasse porque acredito no que falei: não faz sentido nos martirizarmos por algo que não poderíamos ter evitado. O melhor que podemos fazer é liberar e seguir em frente.

Não sei que erros que você cometeu no passado, mas gostaria de sugerir que você também, na maioria das vezes, fez o melhor que podia com o que tinha no momento. Se estiver vivendo com um arrependimento, tente examiná-lo e descobrir o que está se movendo. As coisas acabaram dando certo? Se foi assim, tenha gratidão. Há algo engraçado aí? Se houver, ria. Você aprendeu alguma lição? Sim? Então aproveite o que sabe agora e expresse como puder! Faça de tudo para liberar o arrependimento — perdoe a si mesmo e, se necessário, peça perdão aos outros —, assim vai conseguir seguir em frente.

Às vezes, uma simples ação, como dizer "*Kutch par wa nay*", faz toda a diferença. Mas, de vez em quando, guardamos arrependimento, dor ou nos percebemos presos porque, em nosso sistema, há um bloqueio que precisamos remover.

11

REMOVA O BLOQUEIO

Há momentos na vida e na saúde em que a cura pode ocorrer apenas quando um bloqueio é removido. Quase sempre, sabemos identificar quando é o caso: pode ser um certo alimento que estamos comendo, um relacionamento em que estamos envolvidos ou um padrão em nossa vida que precisa ser removido.

Na maioria das vezes, o que precisa ser removido é simplesmente uma crença. Foi o que aconteceu com uma paciente minha. Shanti estava grávida e pretendia ter um parto sem intervenção. Tinha experiência em prática espiritual, então meditara e trabalhara bastante espiritualmente para se preparar para o parto. O problema era que não havia feito nenhum dos exercícios físicos que eu e a enfermeira obstétrica, Barbara Brown, havíamos receitado. Quando chegou a hora, Shanti chegou a apenas um centímetro de dilatação. O colo de seu útero não estava aberto o suficiente para que ela começasse a empurrar o bebê e, depois de muitas horas de contrações, temi que estivesse ficando cansada demais para continuar.

Shanti estava fechada para muitas ideias que havíamos sugerido, assim como para intervenções em seu parto. Uma explicação amável para esse comportamento é que Shanti era uma pessoa que gostava das coisas de seu jeito, sempre. Sua mente não conseguia se abrir, assim como o colo de seu útero. Fiquei frustrada, pois queria ajudar, então decidi me movimentar. Deixei o quarto por alguns minutos para colocar os pensamentos em ordem enquanto Barbara a auxiliava. Fiquei andando pela casa para que pudesse socorrer o mais rápido possível caso houvesse algum problema, e me perguntei: *Onde a vida está se movendo? Onde está o fluxo de vida, a parte não estagnada?*

Barbara descobriu o que eu não havia conseguido. Ela se lembrou de que Shanti gostava de cantar durante sua prática espiritual, então sugeriu que todas começassem a cantar juntas. Ouvi suas vozes desde o corredor entoando:

— Abra lótus, lótus abra. Abra lótus, lótus abra.

Barbara usou a seu favor uma ideia a que a paciente já estava acostumada. Reconheceu o bloqueio: além do trabalho espiritual, havia um trabalho físico a ser feito. Então, em vez de focar o que estava preso, concentrou-se na energia espiritual, que já fluía. A partir daí, o colo do útero de Shanti se abriu. Mas, apesar de estar totalmente dilatado, Shanti não queria empurrar o bebê. Barbara mudou o canto e começou a entoar "Para baixo e para fora". Depois de alguns empurrões, a criança mostrou o rosto. Logo depois, Shanti estava com um bebê saudável nos braços — nascido, como ela queria, sem nenhuma intervenção médica.

Lembre-se: quando estamos presos, precisamos procurar o fio de água que flui através da represa. Para Shanti, tratava-se do trabalho espiritual que ela já conhecia e se sentia confortável em fazer. Isso permitiu que tudo mudasse. Ela encontrou movimento e conseguiu liberar o que a bloqueava.

Às vezes, o que está nos bloqueando requer que façamos uma grande mudança. Depois de anos de luta para que tudo acontecesse de seu jeito, minha amiga Elisabeth Kübler-Ross acabou removendo seu bloqueio: liberou sua luta e se movimentou livre pelo país.

Elisabeth e eu nos conhecíamos havia anos, e éramos colegas. Ela tinha uma história semelhante à minha. Nascera na Suíça e publicara uma pesquisa inovadora sobre o luto. Seu best-seller, *Sobre a morte e o morrer*, foi publicado em 1969 e ainda hoje é reimpresso. O livro descreve as cinco fases do luto, que Elisabeth explicou como fases não consecutivas pelas quais passamos quando sofremos uma perda.

Nos anos 1980, Elisabeth ficou sensibilizada com as mortes trágicas daqueles que haviam contraído Aids durante a "crise da Aids". Havia um grande estigma sobre os infectados, uma vez que muitos eram homens gays. No começo do surto, muitas crianças também contraíram o vírus, fosse por transfusão de sangue, por nascerem de uma mãe HIV-positiva, ou por abuso sexual. Elisabeth queria abrir um centro de assistência a crianças com Aids perto da casa que comprara numa área rural da Virgínia. Muitos pais haviam abandonado os filhos, e Elisabeth achava aquilo injusto.

Mas alguns de seus vizinhos eram tão homofóbicos que não conseguiam nem sequer ter compaixão por aquelas crianças. Achavam que Aids era sinônimo de homossexualidade e temiam que pessoas abertamente gays se mudassem para a Virgínia e perturbassem a comunidade conservadora que vivia ali. Outros não queriam contrair o vírus, e não tinham uma compreensão razoável sobre como a infecção se dava. Elisabeth lutou por seu centro de assistência e perdeu, mas a comunidade nunca a perdoou por completo por ser tão vanguardista.

Eu me lembro de conversarmos sobre o assunto — ela estava furiosa porque a comunidade havia se colocado contra o plano do centro de assistência. Estava chateada porque as pessoas eram homofóbicas, um preconceito que nunca fizera sentido para nenhuma de nós, e achava ainda mais ridículo que esse medo e ódio se estendessem a um grupo de crianças doentes que não tinham nada a ver com homossexualidade. Mesmo assim, ela queria ficar na Virgínia; estava determinada a encontrar seu caminho na comunidade e até esperava poder ser uma líder para outros pensadores progressistas que quisessem se mudar para o estado.

Então coisas estranhas começaram a acontecer, o que levou Elisabeth a achar que alguém estava querendo intimidá-la. Alguns anos depois da tentativa de abrir o centro de assistência, seus temores se confirmaram. Primeiro, sua casa e seu escritório foram arrombados, e ela encontrou buracos de bala na placa de seu centro de ensino. Depois, certa noite, quando Elisabeth estava fora da cidade, alguém entrou em sua propriedade, matou sua querida lhama de estimação e pôs fogo na casa, da qual não restou nada.

Elisabeth ficou arrasada. Embora tivesse tentado ignorar a hostilidade da comunidade, entendeu que era hora de ir embora. Tentar ser ela mesma — realizar workshops sobre o luto e apoiar movimentos de justiça social que para ela eram importantes — era difícil demais no lugar onde morava. Estava cansada de tentar provar que não era tão diferente ou tão assustadora, então vendeu a propriedade e se mudou para Scottsdale.

Penso que seria possível interpretar essa decisão como uma resposta trágica à agressão. Mas não foi assim que encarei, e nem a própria Elisabeth. Embora estivesse magoada e irada com as pessoas que a haviam pressionado a ir embora, ela não havia fugido, mas escolhido corajosamente aceitar o momento que perdera tudo como um sinal de que existia algo melhor à sua espera. Ela estava viajando quando sua casa fora incendiada, então tudo o que restou cabia numa única mala. Elisabeth considerou aquela tragédia uma oportunidade de recomeçar, de renascer, de fazer o que podia de uma situação difícil.

Às vezes, você se muda para uma cidade e percebe que não é o lugar certo. Em outras situações, o trabalho de seus sonhos se revela um pesadelo. Às vezes, um relacionamento não pode ser salvo e precisa terminar. Essas são grandes decisões na vida, e ninguém pode tomá-las em seu lugar. Você é a única pessoa que sabe a diferença entre correr de e correr *ao encontro* de sua vida. A única pessoa que pode dizer com certeza se está evitando algo difícil ou simplesmente liberando algo que já não está lhe servindo.

Nos anos que se seguiram à mudança de Elisabeth para Scottsdale, nós passamos de colegas a amigas queridas. O incêndio na Virgínia nunca foi esclarecido. E, embora esse continuasse sendo um motivo de dor para Elisabeth, ela teve uma vida maravilhosa em seus anos no Arizona. Tornou-se uma parte vibrante da comunidade e continuou a defender pessoas com HIV e Aids. Elisabeth removeu o bloqueio fazendo uma mudança, deixando aquilo de lado e seguindo em frente.

Focar a comunidade que ela queria criar foi a chave para o processo. Elisabeth havia esperado reunir pessoas com ideias progressistas sobre espiritualidade e medicina na Virgínia rural, que a fazia se lembrar de sua terra natal na Suíça. Uma comunidade semelhante já estava se formando no Arizona. Ao focar a comunidade que queria, Elisabeth tornou sua intenção clara e, quando chegou o momento de deixar a Virgínia para sempre, ela soube exatamente para onde ir.

Quando estamos presos e algo está nos bloqueando, é extremamente útil definir o que queremos. Isso nos auxilia a fazer nossa energia voltar a fluir e nos ajuda a entender exatamente o que está funcionando e o que não está. Com o tempo, mesmo numa situação tão violenta e difícil como a de Elisabeth, esse é o tipo de movimento que nos liberta.

Para Elisabeth, a comunidade com a qual ela sonhava foi o que começou a formar um fio de água que fluía através da represa.

12

ENCONTRE O FIO DE ÁGUA

No capítulo 9, expliquei que a vida está sempre em movimento — há sempre um fio de água atravessando a represa.

Quando nos concentramos nesse fio, passamos a notar o movimento natural da vida. À medida que nos movemos em meio à dor, seja física, seja emocional ou espiritual, começamos a relaxar em relação à vergonha, talvez até a rir e a liberá-la com tudo o mais que não está nos servindo. O fio fica cada vez maior e acaba rompendo a represa que nos bloqueia. O impossível se torna possível, e nos erguemos para encontrar nossa força vital de modos que nunca havíamos imaginado.

É o que acontece no luto. O sofrimento de uma perda não é o mesmo que depressão — o primeiro se move, enquanto a depressão permanece estagnada. Quando deixamos a dor nos mover, não a suprimimos, mas focamos o amor em quem ou em que perdemos, e deixamos o sofrimento passar por nós. O objetivo não é nos livrarmos do luto, apressá-lo ou vivê-lo para sempre. Mas, se o sofrimento da perda se separa do princípio do movimento, torna-se um sentimento estagnado. Como nos mostra a importante pesquisa de Elisabeth, temos que continuar nos movendo entre as fases do luto, permitindo que nossa verdade e nossa dor fluam.

Como podemos ajudar alguém que parece preso no luto? Comece criando um espaço seguro e incentivando a pessoa a falar. De vez em quando, apenas isso pode desencadear o rompimento da represa.

Esse foi o caso de Theresa, a paciente que sofria de obstrução intestinal que apresentei no capítulo 8. Eu queria saber mais sobre todas as perdas recentes em sua vida, então comecei perguntando sobre seu processo de luto. Perder cinco membros da família e amigos próximos em 12 meses era muita coisa. Qualquer pessoa que tivesse passado por essa situação estaria sofrendo. Então, quando ela disse "É claro" em resposta à pergunta sobre se ela havia sofrido, eu quis saber o que o sofrimento significava para ela.

— Bem, eu me senti muito triste.

No entanto dava para ver que isso não era tudo. Eu permaneci quieta e ouvindo. Theresa ficou em silêncio por um bom tempo.

— Mas eu não chorei.

Pela primeira vez, ela olhou diretamente para mim. Tive a sensação de que estava me avaliando para ver se eu era confiável. Mantive meu olhar no dela e tentei passar uma impressão de firmeza e de segurança.

Ficamos quietas por um tempo — um sinal de que tínhamos todo o tempo do mundo.

De repente, ouvimos sua barriga fazer um ruído. Aquilo subiu por sua garganta. Quando chegou à boca, ela lançou para mim um olhar de pânico. Então os soluços irromperam de uma só vez, quase como se ela estivesse vomitando. Eu me aproximei para ampará-la, e ela aceitou meu abraço. Ali, ela chorou por muito tempo.

Enquanto Theresa chorava, pude senti-la liberando a tristeza que estava presa dentro dela. Seu corpo inteiro começou a ondular enquanto os soluços vinham. Até que algo incomum aconteceu. Ela estava triste, sim, mas senti a vida fluindo por seu ser. Com o passar do tempo, ela começou a se acalmar, até que se recostou no assento. Eu lhe ofereci um lenço, que ela aceitou. Em seguida, bebericou um copo d'água por alguns minutos, tremendo de leve. O ambiente parecia calmo e potente, como a estranha quietude que vem depois de uma monção no Arizona. Nós duas sabíamos que algo incrível havia acontecido — algo do qual ela estava precisando desesperadamente.

Depois dessa consulta, a obstrução crônica de Theresa se dissipou de imediato. Foi como se, depois de seu estado emocional ter mudado, seu corpo conseguisse lidar com o que estava errado sem nenhuma ajuda. Ela foi para casa e constatou que sua digestão e eliminação haviam voltado ao normal. Ficou claro que primeiro suas lágrimas precisaram se mover para que o restante do corpo pudesse acompanhar o ritmo.

Esse caso é um exemplo marcante do que acontece quando tentamos impedir o fluxo de vida: primeiro, ficamos profundamente desconfortáveis, e então começamos a sofrer. Os músculos travam; os órgãos interrompem seu funcionamento saudável; e nós adoecemos. Nós nos desalinhamos com a vida porque vida é estar em movimento, e procuramos ficar quietos. Parados, apenas deixamos que a represa bloqueie o fluxo de vida dentro de nós.

E, quando olhamos para a represa, não conseguimos perceber o fio de água fluindo.

Encontre o fio de água. Ou, pelo menos, o ponto em que o fio está prestes a se formar. Envolva-o com sua energia. Ponha toda sua força vital nessa parte de você que está tentando encontrar um caminho para ultrapassar a represa. Acredite. Confie. Isso é a vida se movendo através de você. Enquanto está vivo, sua força vital está fluindo.

Enquanto você estiver observando o fio de água, ele vai ficar mais espesso. Sua força vital lhe dirá como fazer isso. Observe-o se tornar um riacho. Ponha sua atenção ali até a represa tremer, rachar e se romper. Quando acontecer, deixe fluir a gratidão por sua força vital. Deixe sua fé em si mesmo correr através de você enquanto sua força vital aumenta.

O que você pode fazer da próxima vez que se sentir preso? Solte as coisas e realinhe-se com a vida.

Prática: Liberando

1. Este exercício vai funcionar melhor se você se levantar e se mover. Ponha uma música alegre e comece a andar pela casa ou pela vizinhança. Deixe seu corpo se mover livre e solto — pode até se deixar dançar um pouco.

2. Enquanto move o corpo, pense no que sente que está preso em sua vida. Pode ser uma amizade, uma questão profissional, uma identificação, um modo de pensar, um ressentimento etc. Também pode ser algo físico, desde que você não substitua um tratamento médico por este exercício; pense numa tosse persistente, numa área de pele seca, ou numa dor crônica para a qual não consegue achar uma cura. Permita-se sentir a estagnação, a sensação de estar preso em todo seu corpo.

3. Em seguida, imagine que está agarrando essa coisa com a mão. Feche sua mão. Segure firme. Com força.

4. Ainda se movendo, ponha a mão à frente com a palma para cima e os dedos unidos, depois solte-a para baixo e para trás abrindo os dedos de leve. Deixe o peso do braço levar a mão; deixe a própria vida se mover. Ao fazer isso, libere o que está

preso como se fossem flores soltas na água. Realmente libere. Pode pensar em palavras que são significativas para você, ou dizer: "*Kutch par wa nay.*" Qualquer frase semelhante tem o mesmo efeito.

5. Depois de liberar, tire um momento para apreciar o fluxo de vida movendo-se através de você. Isso é sua força vital. Honre-a e preze-a, pois vai acompanhar você durante toda sua vida.

TERCEIRO SEGREDO

Amor é o remédio mais poderoso

13

AMOR E MEDO

Susan, uma jovem professora de ensino primário, era minha paciente havia vários anos, quando sofreu um acidente de carro gravíssimo. Sua coluna vertebral se quebrou em vários pontos. Foi um milagre que ela tenha sobrevivido. Aos 30 e poucos anos, Susan era querida por muita gente e tinha um futuro brilhante pela frente, mas as sequelas do acidente ameaçavam abreviá-lo.

Eu sabia que ela estava recebendo uma boa assistência dos médicos traumatologistas que a estavam tratando. Mas também sabia que precisava de apoio holístico, então fui visitá-la no hospital. Cheguei e a encontrei deitada no leito, imobilizada, com o corpo todo confinado a um gesso. As únicas partes que ela conseguia mover eram a boca, as sobrancelhas e os olhos. Ela conseguia apenas falar, comer e olhar em volta. Os médicos haviam dito que não voltaria a andar. Seu irmão, um cirurgião ortopédico, confirmara o diagnóstico e acrescentara que a possibilidade de ela até mesmo se sentar numa cadeira de rodas era pequena.

Quando entrei no quarto, percebi de imediato o sentimento de impotência de Susan e da família diante da situação. Como seria diferente? Meus olhos percorreram os contornos do gesso que cobria todo o corpo dela. Começava embaixo do queixo e se estendia pelos braços e pelas pernas. O quarto estava repleto de flores, cartões e desejos de melhoras dos amigos, bem como da turma de alunos para a qual ela não poderia mais lecionar. Mas qualquer sentimento de alegria parecia forçado. Era inegável que seu estado era terrível e que seu espírito, geralmente luminoso, estava sofrendo.

Ao observar o quarto de hospital estéril, era nítido que a equipe médica estava cuidando de suas necessidades físicas. A medicina ocidental é muito boa nessa parte, principalmente quando se trata de lesões agudas e outras situações de emergência. Os médicos de Susan tinham posto seus ossos no lugar e os sustentado com gesso, protegendo a coluna frágil para que houvesse uma chance de curá-la. Mas fiquei em dúvida sobre a sentença que ela recebera e que sugeria que retornar a uma existência plenamente funcional era impossível. Fiquei ainda mais preocupada por Susan ter ouvido isso do próprio irmão, que sem dúvida dera sua melhor opinião médica, mas que era quem tinha o maior potencial de influenciar os pensamentos dela. Entendi a intenção dele: não disfarçar a situação nem dar falsas esperanças à irmã. Mas achei difícil acreditar que, de fato, não havia nada a ser feito.

Sim, Susan estava drasticamente machucada. Sim, sua coluna passara por um trauma extremo. Sim, ela estava numa situação precária. Mas não, eu não achava que era hora de declará-la incurável. Era jovem e vibrante, cheia de força vital. Como poderíamos canalizar isso para curá-la, mesmo naquelas circunstâncias de desespero?

Puxei uma cadeira para seu lado. Primeiro, fiquei sentada em silêncio com ela, sentindo seu medo e sua tristeza sem afastá-los. Susan falou um pouco, e eu escutei, abrindo um espaço seguro para ela contar seu trauma e terror. Sabia que ela confiava em mim, então recebi suas preocupações com grande amor. Como outros haviam feito, lembrei-lhe o quanto ela era querida e como sua vida era importante para muitas pessoas.

Então, quando o momento certo chegou, perguntei:
— Você acha que eu posso ajudar de alguma forma?
Com essa pergunta simples, lembrei a Susan que ela tinha um papel em sua cura. Essa foi minha primeira tentativa de fazê-la sair do medo e voltar para o amor que estava esperando por ela.

Para desvendar o que aconteceu em seguida, primeiro temos que entender a relação entre amor e medo. É provável que pouquíssimas pessoas que estão lendo isto vão um dia experienciar uma situação tão precária quanto a de Susan depois do acidente. Mas muitos de nós já nos sentimos como ela devia estar se sentindo na cama do hospital: impotente e apavorada. O que podemos fazer quando parece que tudo está contra nós? Qual é a resposta certa quando sentimos que não podemos fazer nada para mudar nossa circunstância? Quando nos sentimos impotentes?

Quando recebemos uma notícia "ruim", o medo é uma resposta natural. As coisas não estão indo bem no aqui e agora. Não apenas isso, mas muitas vezes nos perguntamos o quanto vai piorar. O medo é compreensível; mas, se ficamos nesse medo, ignoramos quase tudo que pode nos ajudar a resolver a situação. O medo destrói o bom senso, o que torna impossível ver as coisas claramente.

É por isso que parte de nosso propósito de vida coletivo é aprender a passar pelo medo para chegar ao amor. Quando conseguimos, não apenas ativamos o sumo, como ajudamos outros a fazer o mesmo. Uma pessoa sem medo é uma inspiração para todos ao redor. Não estou falando necessariamente de uma pessoa audaciosa, mas de uma pessoa que encara a vida com o coração aberto. Esse tipo de gente inspira os outros porque a superação do medo nos reconecta com o amor.

É comum que a medicina subestime o poder do amor. Estas palavras são tão usadas que soam até um pouco sentimentalistas: *o poder do amor*. O amor é algo difícil de descrever. Não é possível explicá-lo a alguém que não o experimentou, assim como não é possível explicar a cor verde a uma pessoa que nasceu sem a visão.

Mas espero que você tenha experimentado o amor em sua vida e tenha vislumbrado seu poder. Espero que tenha tido a chance de saber como o amor arrebata e muda tudo, predominando sobre qualquer coisa. Isso não é sentimentalismo. O amor é, de fato, o maior remédio que o mundo já conheceu. Leva a vida de um estado passivo (estar vivo) a um estado ativo (estar vivendo). É por esse motivo que meu terceiro segredo é: *amor é o remédio mais poderoso*. **Nossa força vital é ativada pelo amor.**

O amor tem a rara capacidade de transformar tudo o que toca. Faz o parto deixar de ser um esforço penoso para se tornar uma felicidade. Faz uma risada deixar de ser uma crueldade para se tornar uma alegria. Faz a escuta deixar de ser um som vazio para se tornar uma mensagem. Quando há amor, tudo é possível.

Para trabalhar com o amor, precisamos primeiro entender sua relação com o medo.

Quando o medo entra, o amor sai — e vice-versa. O filho pequeno de minha amiga Cecile tinha medo de água. Possuía uma tendência de inalá-la pelo nariz, e passara a ter horror de entrar na água e nadar. Dizia à mãe que a água entraria por seu nariz e ele não conseguiria respirar.

Cecile não sabia o que fazer, então entrou em contato com um instrutor de natação especializado nesse tipo de trauma. O instrutor resolveu o problema numa única aula ao ensinar a criança a zumbir embaixo d'água.

— É uma filosofia tão simples — refletiu Cecile ao se sentar à minha frente no sofá da sala. — Quando ele solta o ar pelo nariz, não consegue inalar água. Quando perde o fôlego, sabe que tem que ir para a superfície.

Por um lado, a criança estava certa: quando inalamos água, não conseguimos respirar. Por outro lado, a respiração é o que mantém a água fora. Se desenvolvemos o hábito de inalar água, soltar o ar é a solução perfeita.

É assim que o amor e o medo funcionam. O amor dissipa o medo, mas também é bloqueado por ele. Quase sempre, os dois se impõem ao mesmo tempo porque estão sempre num jogo de cabo de guerra. Se sentimos muito medo, praticar o amor é uma solução sábia. Essa prática nos leva longe porque o amor é infinitamente mais forte do que o medo — *sempre*. Assim como o corpo nasce para respirar, nós nascemos para o amor. É por isso que, embora seja bom lidar com o medo, é ainda melhor focar o amor. *Qualquer* esforço para praticar o amor se autoperpetua, trazendo alegria, saúde e bem-estar para nossa vida.

Existe outra boa metáfora para explicar esse conceito. Décadas atrás, Bill e eu levamos nossos filhos às Cavernas de Carlsbad, no sul do Novo México. Esse conjunto de cavernas fica bem abaixo do deserto. Enquanto o calor arde na superfície, o frio do interior é impressionante — desconfortável até. A escuridão é total. Ali embaixo, é como se estivéssemos presenciando a noite mais escura.

Durante a visita, o guia nos pediu para desligar as lanternas, o que nos deixou animados. Uma a uma, as luzes se apagaram e a escuridão tomou conta do ambiente. De repente, nossos sentidos se aguçaram — dava para ouvir a respiração de todos, e as crianças riam nervosas. Vozes ecoavam pelo espaço imenso.

Então o guia acendeu um fósforo. A chama se concentrou por mais ou menos 2 centímetros acima do palito, mas ficamos admirados quando o brilho iluminou toda a caverna.

Muitas pessoas, como Gandhi, Anne Frank e Martin Luther King Jr., comentaram sobre o poder da luz de dominar a escuridão. Há uma razão para tanta gente usar essa imagem: ela ilustra um fenômeno extraordinário e real. Como minha família e eu testemunhamos, não é preciso muito. Não importa o tamanho da escuridão, a luz a domina. Espalha-se por todo o espaço. A escuridão não consegue persistir na presença de algo tão forte.

Quando estamos diante do escuro e da luz, ou quando inalamos e exalamos, podemos focalizar um ou outro, a depender do momento. Isso significa que, ao longo da vida, estamos fundamentalmente diante de uma escolha: vamos direcionar nossa atenção para o amor ou para o medo?

14

ESCOLHAS

Ao longo dos anos em que venho defendendo a medicina holística, constatei que a ideia da escolha é uma das mais difíceis de explicar. Trata-se de saber que sempre há algo que podemos fazer, mesmo quando enfrentamos os maiores desafios. Nos piores casos, a escolha pode parecer uma culpa. Você pode pensar *Eu não escolhi receber este diagnóstico!* ou *Meu amor não escolheu perder o emprego*, e é verdade. É exatamente esse o caso. Eu não me considero a causa de muitas situações difíceis que vivi até hoje. Também não sou a causa dos desafios de saúde que enfrentei — raquitismo, hepatite malárica, pedras nos rins e câncer (duas vezes). O fato de termos escolha não significa que as coisas ruins que acontecem são nossa culpa. Mas quando enfrentei cada um desses desafios, tive a oportunidade de escolher o que faria e como reagiria. Mesmo quando estamos perdidos no escuro, todos nós podemos escolher como forjar o caminho à frente. Por esse ângulo, a escolha nos dá poder, nos levanta, e não nos arrasta para baixo.

Até certo nível, fazemos escolhas automaticamente. É comum que acabemos escolhendo o medo, mesmo sem querer. Muitas pessoas passaram por traumas, cujos eventos dolorosos não estavam sob seu controle, e não querem se sentir culpadas pelo sofrimento que experimentam como resultado. Eu, sem dúvida, não tenho nenhuma intenção de culpá-las por isso.

No entanto, em algum nível o sofrimento está, de fato, sob nosso controle. Quando acontecem coisas terríveis que não controlamos, é natural sermos tomados pelo medo — mas por quanto tempo permanecemos nesse estado é, na verdade, algo que depende de nós. Alguns aspectos do que fazemos com os traumas, de como seguimos em frente e do que criamos em nossa vida nos anos e décadas seguintes cabe a nós decidir. Isso inclui refletir se precisamos fazer terapia ou se vamos processar os acontecimentos de alguma outra maneira. Em todos os casos, podemos decidir conscientemente o quanto vamos focar o medo e o quanto vamos focar o amor.

Mesmo ao realizar uma escolha, nossas reações automáticas tendem a nos influenciar. Pouco depois de nos mudarmos para o Arizona, em 1955, Bill e eu conhecemos um psicólogo chamado Milton Erickson numa conferência médica. Milton tinha uns 20 anos a mais que nós e compartilhava parte de nosso interesse em uma área da medicina moderna ainda não explorada de modo amplo: o papel do inconsciente.

A mente consciente armazena informações a que temos acesso a qualquer momento. O subconsciente expande o consciente para incluir aquilo que podemos pensar, imaginar ou lembrar quando nos concentramos. Mas o inconsciente inclui todo o resto: suposições, crenças e fatos que esquecemos que vivemos, o que provoca reações automáticas que não conseguimos explicar direito.

Milton estava particularmente interessado em como a hipnose poderia ser aplicada num ambiente clínico para realizar mudanças no inconsciente que afetariam a vida cotidiana dos pacientes. Embora fosse possível direcionar o consciente e o subconsciente por meio da vontade, se o inconsciente permanecesse o mesmo, acreditava ele, qualquer progresso feito em terapia ou psiquiatria teria apenas um efeito limitado porque as pessoas tendiam a retornar a seus antigos padrões de comportamento.

Milton e Bill criaram um grupo de discussão que se reunia toda terça-feira à noite em nossa sala de estar. Foi um de nossos primeiros atos de conexão na comunidade médica do Arizona. Assim como nós, Milton acreditava que os pacientes podiam exercer um papel ativo em sua cura — nesse caso, direcionando a intenção para as crenças inconscientes e para os eventos dolorosos que haviam contribuído para tais. Mais tarde, as filosofias de Milton seriam o fundamento para uma variedade de metodologias, como teoria de sistemas familiares e programação neurolinguística, e os profissionais que promoveram as teorias de Milton depois de sua morte passariam a ser chamados de "ericksonianos". Mesmo nos primórdios de seu estudo, Milton acreditava firmemente que quase tudo que acontecera no passado podia ser curado, mas esse processo começava apenas quando a mente consciente era direcionada a fazer uma mudança.

Entender que, no fim das contas, nós somos os responsáveis por escolher nos ajuda a localizar e direcionar nossa força vital em momentos de grande medo, pois com frequência esquecemos o poder que temos em mãos. Quando enfrentamos um desafio de saúde, esquecemos de dizer: "Olá, querido corpo. Do que *você* precisa?" Quando nos deparamos com a perda e a incerteza ao longo da vida, esquecemos de nos fazer a pergunta: "O que vou fazer com isso?" Essas perguntas têm um poder transformador. Ativam a curiosidade, que atravessa o medo e dissipa a ideia de que somos impotentes; nos reconectam com a força vital em nosso interior — uma força que, em essência, é amor.

O amor tem a capacidade de curar nosso corpo e coração. Como o corpo, o coração também se cura naturalmente. Muitos de nós conhecemos pessoas que passaram por um grande trauma emocional e se curaram, e suas histórias podem servir de inspiração para nos curarmos. Este livro está repleto de histórias desse tipo, e é provável que você também tenha as suas. Por exemplo, pense na dra. Elisabeth Kübler-Ross, cuja história contei no capítulo 11. Ela estava enfurecida com as pessoas de sua cidade que iam contra a criação de seu centro de assistência e a afastavam da comunidade — e isso foi antes de matarem sua lhama e incendiarem sua casa! Elisabeth foi vítima de um crime pelo qual ninguém jamais foi responsabilizado e precisou de ajuda para superar o trauma que aquilo lhe infligiu. Mas ela se permitiu dizer "*Kutch par wa nay*" para o que não podia controlar e seguir em frente. Foi uma escolha. Ela amava a si mesma e à vida, e escolheu isso, em vez do medo, da raiva e da dor que estava sentindo.

Cada uma das histórias deste livro envolve uma escolha como essa. Para olharmos para a vida, precisamos entender que sempre temos uma alternativa. Cada segundo da vida oferece uma oportunidade. Quando aceitamos isso de coração, podemos acessar o amor que está esperando por nós. É por esse motivo que a escolha é nosso primeiro ato de amor-próprio. Todo amor se baseia em amor-próprio.

Como encontrar a coragem para escolher o amor diante do medo? Como a história de Elisabeth nos revela, começamos com o amor-próprio.

15

A IMPORTÂNCIA DO AMOR-PRÓPRIO

Acho que há mais ou menos 50 anos, quando comecei a falar sobre o assunto, o amor-próprio era uma ideia mais revolucionária. Hoje, é uma palavra mais comum em nosso vocabulário coletivo. Mas uma coisa é conhecer o termo, e outra é realmente vivê-lo.

É apenas quando sabemos que somos dignos de amor que nos tornamos capazes de amar. Só podemos amar alguém quando acreditamos que podemos ser amados. É por isso que essa é a primeira ideia que precisamos trabalhar após escolhermos o amor, e não o medo. Mas o que nos impede de saber que somos dignos de amor?

Em alguns casos, somos impedidos por crenças inconscientes. Muitos de nós, inclusive eu, fomos criados com crenças religiosas que confundem amor-próprio com orgulho. Não nos abrimos para o amor porque pensamos que não o merecemos ou que aceitá-lo é, de algum modo, imoral. Você já deve ter ouvido o provérbio "O orgulho precede a queda", que geralmente é mal compreendido. O orgulho construído por meio de falsas pretensões, como pensar que somos melhores ou mais importantes que os outros ou que nossa contribuição para o mundo é mais valiosa, sem dúvida nos leva a cair. Mas amor-próprio não é nada parecido com orgulho. Trata-se de gratidão pela vida que recebemos. Quando nos recusamos a amar a nós mesmos, nos fechamos ao amor dos outros também. Receber amor exige que derrubemos essas crenças, uma a uma.

O amor-próprio é a base de todo amor — que damos e que recebemos. É crucial. Embora a maioria de meus pacientes afirme que entende isso, quando começo a questioná-los, fica evidente que, no fundo, muitos não têm muita certeza de que são dignos do próprio amor. Muita gente alimenta crenças inconscientes baseadas em experiências passadas que se sobrepõem a seus pensamentos conscientes. É por esse motivo que precisamos direcionar conscientemente o amor para nós mesmos.

Tire um momento para perguntar a si mesmo: *Eu realmente acredito que sou digno do amor que dou aos outros? Acredito que meu corpo, com todas as suas imperfeições, é digno de amor? Acredito que minha alma é digna de amor, embora eu tenha cometido muitos erros ao longo da vida? Eu respeito a mim mesmo, admiro a mim mesmo, honro a mim mesmo, confio em mim mesmo?*

Se sua resposta não foi tão convincente quanto você esperava, não se preocupe. Nunca é tarde para trabalhar o amor-próprio. Passei a vida aprendendo e ainda estou me aprimorando. Sempre que surge uma dificuldade, sinto que encontrei uma chance de fortalecer o amor-próprio por meio da prática. Tive mais uma oportunidade por volta dos 90 anos, quando recebi um diagnóstico de câncer de mama.

Eu já enfrentara um câncer em 1961. Na época, Bill e eu estávamos começando a ganhar notoriedade por nosso trabalho na medicina holística, quando um tumor no formato de um ovo começou a crescer em minha tireoide. Semanas depois do primeiro diagnóstico, o tumor crescera mais de 2 centímetros. Meu filho mais velho era adolescente, e o mais novo tinha apenas um ano.

Eu não sabia se tentava um tratamento alopático ou curá-lo naturalmente, então pedi um sonho que me ajudasse a tomar a decisão.

Não demorou para que eu sonhasse com as plantas que podiam me ajudar: aloé, *ocotillo* e cinzas de madeira de álamo. Tive a bênção de contar com uma forte rede de apoio, então reduzi os compromissos de minha agenda movimentada e iniciei um regime de jejum intensivo apoiado por meditação e preces. Tratei-me todos os dias com as plantas de meus sonhos. Depois de vários meses, o tumor encolheu e, por fim, desapareceu.

Minha decisão de curar o tumor naturalmente se espalhou pela comunidade de saúde holística, que crescia cada vez mais. As pessoas ficaram maravilhadas com aquele milagre. Como líder em saúde natural e médica, achei importante demonstrar eu mesma o que é possível.

Quando foi identificado um tumor em meu seio, cinco décadas depois, perguntei-me se deveria tentar curá-lo da mesma maneira. Mas minha vida mudara radicalmente desde aquela época. Meu corpo estava muito mais velho. Seria mais difícil aguentar o jejum intensivo que eu fizera em 1961. Ao mesmo tempo, os tratamentos ocidentais haviam avançado significativamente — em particular para meu tipo de tumor. Eu tinha opções que, embora ainda invasivas, eram muito mais suaves e mais bem direcionadas. E, o mais importante, eu estava me dedicando ao máximo a muitos outros projetos que estavam usando minha força vital e me dando sumo.

Embora eu não estivesse fechada à ideia de curar o tumor naturalmente, sabia que um tratamento assim exigiria extremo esforço. Não sentia o mesmo chamado para tornar minha cura pública e compartilhar o milagre com outros; dessa vez, parecia muito mais pessoal. Não estava terrivelmente amedrontada, mas tinha consciência de que, quanto mais rápido decidisse, mais chances de superar o tumor eu teria. Pedi orientação e minhas reflexões e sonhos apoiaram minhas suspeitas: naquele momento, e com aquele tumor em particular, uma abordagem ocidental era a escolha certa para mim.

Essa escolha não significou, porém, que eu não precisava participar de minha cura. Junto a um oncologista e um cirurgião, trabalhei para remover o tumor. Eles eram encarregados da radiologia e da lumpectomia, e eu de aspirar a saúde e amar a mim mesma.

Lembrei-me do que dissera certa vez a um paciente sobre cirurgia: quando um jardineiro realiza uma poda, tira as partes que não estão mais contribuindo para a vida da planta. Essas partes cumpriram seu propósito e devem ser descartadas. Eu precisava fazer o mesmo com o tumor. Amava demais a mim mesma, a meu corpo e a minha vida para deixá-lo sugar mais de minha força vital. Assim como na primeira luta contra o câncer, me concentrei nesse amor e me recusei a me deixar levar pelo medo.

Nas semanas que antecederam a cirurgia, comecei a conversar com o caroço. Imaginei-o como uma malinha bonita de mão. Disse: "Querido, vamos fazer uma reunião de família. Se houver outras células de câncer em meu corpo, chame-as e diga para entrarem na mala e embarcarem na viagem." Quando chegou a hora, fui para a cirurgia com alegria, sabendo que meu corpo ficaria mais saudável após a remoção do tumor. Usei uma abordagem semelhante para a radioterapia, optando por encará-la como um procedimento trivial, como cortar as unhas do pé — havia células das quais eu não precisava mais, e eu estava fazendo o que precisava para me livrar delas. Não sentia raiva nem medo, era apenas que aquelas células já não estavam servindo ao meu bem-estar.

O tratamento funcionou, e minha segunda jornada com o câncer foi tão breve quanto a primeira. Não tenho dúvida de que os tratamentos alopáticos que escolhi foram um passo importante para a cura. Também tenho certeza de que o modo como decidi encarar esses tratamentos e a visualização da mala foram igualmente importantes. Tomei a decisão com amor e a apoiei com mais amor ainda. Claro, havia medo, mas me recusei a alimentá-lo. Também me recusei a rejeitar meu corpo por causa de algumas células que estavam se multiplicando. Sentia tanto orgulho de meu corpo na época quanto sinto hoje. Meu corpo é incrível! Amo tudo que ele fez e tudo que ainda vai fazer.

Sempre que meus pacientes ou entes queridos estão diante de um diagnóstico desafiador como esse, eu os incentivo a continuar amando seus corpos. Também os aconselho a visualizar a cura, criando suas próprias imagens, como minha mala de mão.

Algumas pessoas acham difícil criar uma imagem. Querem que eu invente uma para elas ou sugira um modo correto de fazer isso. É preciso muita confiança para acreditar que a imagem que encontramos vai funcionar, e aqueles que são limitados em amor-próprio costumam ter dificuldade de confiar em si mesmos. Mas você é o único que pode inventar sua imagem; deve encontrar o médico dentro de si, aquele que sabe como curar, e começar a confiar.

Em parte, é assim que direcionamos o consciente para que transforme o inconsciente. O inconsciente oferece as imagens de que precisamos para curar. Cada um de nós tem que encontrar a imagem que funciona para si e que lhe parece real, e temos que imaginá-la com o amor mais puro de que somos capazes. Presenciei esse método antigo funcionar repetidas vezes — mesmo, e talvez *especialmente*, quando um paciente se sente cético em relação à sua capacidade de encontrar a imagem certa. É sobretudo nesses casos que precisamos deixar o inconsciente nos mostrar como curar.

Embora as ideias sobre afirmação e visualização não sejam novas, a ciência que as apoia ainda está ganhando força. Aos poucos, mas seguramente, estamos percebendo que a relação entre os pensamentos e os corpos pode ser medida. Como a PhD Elizabeth Blackburn, ganhadora do prêmio Nobel, e sua colega PhD Elissa Epel constataram, os telômeros (as tampinhas na ponta dos cromossomos) são afetados por nossos pensamentos.[10] Isso significa que, embora pensamentos positivos não tenham nenhuma influência direta sobre o DNA, têm sobre o modo como os genes se expressam, o que reverbera em nossa saúde e experiência de vida.

Imagens concentram nossos pensamentos e os tornam reais em nosso corpo. À medida que surgem pesquisas sobre células-tronco — o que considero uma resposta da ciência à força vital criativa —, temos indícios de que essas células são afetadas pelo modo como pensamos e pelo que pensamos. Estudos afirmam o que curadores holísticos, espirituais e, com frequência, indígenas vêm dizendo há séculos: existe poder no reconhecimento de nosso papel no processo de cura porque nossas mentes afetam tudo, até o nível celular.

As células do corpo conhecem sua função. Querem nos apoiar desempenhando seu papel. Como seres humanos vivos, definimos nossa intenção para que nossas células se aliem a nós para manifestá-la. É nosso trabalho lhes dar sumo por meio de força vital, mas desse momento em diante elas são participantes de tudo o que acontece. A medicina que pratico, que chamo de *medicina viva*, leva o conceito de medicina holística para além do profissional médico. É um modelo colaborativo entre curador e paciente que usa diversas modalidades terapêuticas para aumentar e acentuar a força vital dentro de uma pessoa. As modalidades ajudam a cura a acontecer, mas é importante notar que não são responsáveis pela cura, simplesmente a direcionam. Na medicina viva, *nossos corpos* são a verdadeira força propulsora de nosso bem-estar — e o corpo, por natureza, inclui a mente. Nosso papel é confiar nisso e dar às células o amor de que precisam para prosperar. Isso é o verdadeiro amor-próprio.

Para oferecermos a nós mesmos esse tipo de cuidado, devemos nos tornar especialistas em dar e receber amor. Mas, para muita gente, amar é uma coisa e receber amor é outra completamente diferente.

16

COMO RECEBER AMOR

Muitas vezes, passamos por desafios que interpretamos como indicativos de que não somos dignos de receber amor. Pessoas nos deixam, nos magoam ou são incapazes de nos dar o amor que merecemos. Experiências dolorosas como abuso, negligência e indiferença moldam quem nos tornamos e deixam marcas em nosso inconsciente que podem ter efeitos imensos sobre nossa saúde e felicidade.

Receber amor pode dar muito medo, em especial quando fomos magoados no passado. É por esse motivo que precisamos nos concentrar nessa capacidade. Por mais difícil que seja, superar o medo nos ajuda a receber mais amor.

Uma paciente chamada Pamela tinha dificuldade de entender que podia ser amada. Quando veio me ver, com mais de 60 anos, tinha muitos problemas físicos. Ao longo da conversa, ficou claro que ela simplesmente não acreditava que podia ser amada. Embora fosse uma orientadora educacional maravilhosa que ajudava muitas crianças com diversos problemas, não conseguia enxergar o próprio valor. Comparava-se persistentemente a outras pessoas e acabava não conseguindo o que queria. Tive a impressão de que, no fundo, ela acreditava que não era digna da força vital — talvez nem mesmo da própria vida.

Depois de algum tempo, disse a Pamela o que pensava que estava no cerne de seus problemas.

— Acho que você não acredita que pode ser amada. Tem alguma ideia de por quê?

Pamela riu.

— Agora você está parecendo minha mãe — disse ela.

A resposta me chocou. O que será que a mãe dissera à filha? Perguntei a Pamela o que ela queria dizer com aquilo.

— Ah. Bem, minha mãe simplesmente não conseguia me amar quando eu era pequena porque eu era um bebê muito feio. Ela *queria* me amar, mas era constrangedor demais — explicou Pamela.

Ela me contou que nascera prematura, com um corpo bastante magro. Na infância, sua mãe lhe dissera muitas vezes que, quando os amigos vinham visitar o bebê, ela cobria Pamela com uma toalha, deixando apenas o rosto visível. "Assim eles não viam como você era feia", explicava sua mãe. Também havia o fato de que, 2 anos depois de Pamela nascer, sua mãe deu à luz um menino saudável. A "piada" antiga na família era que Pamela havia sido um bebê feio, e seu irmão, um bebê bonito, então obviamente era mais fácil para a mãe amar seu irmão.

À medida que falava, Pamela percebeu o que já estava claro para mim: não era uma piada. Era doloroso que sua mãe tivesse repetido aquilo tantas vezes, e isso a afetara profundamente. Pamela percebeu por que tinha uma autoestima tão baixa e por que insistia tanto em se comparar com os outros, apesar do quanto isso a magoava. Terminamos a sessão com um grande e demorado abraço, durante o qual tentei dar a ela cada gota do amor que sempre merecera.

Nas sessões subsequentes, paramos de focar os sintomas de Pamela e começamos a examinar sua capacidade de amar. Primeiro, ela aprendeu a receber meu amor. Depois, começou a aceitar o amor de seus alunos e seus pais — todos a adoravam. Por fim, conseguiu começar a amar a si mesma, e a maioria dos sintomas evaporou.

Pamela tinha dificuldades de receber amor desde a infância, o que pode parecer muito cedo, mas nossas crenças sobre nós mesmos e nosso valor se formam até antes desse período. Quero que as pessoas saibam que podem ser amadas em cada minuto da vida. Esse é o motivo pelo qual passei uma parte tão grande de minha carreira focando o nascimento afetuoso.

Em 1969, compareci a uma palestra de um médium psíquico renomado no Reino Unido. Enquanto falava, ele desenhava diagramas, demonstrando as auras que via em torno das pessoas. Embora eu não veja auras, estou quase sempre aberta a ouvir as experiências dos outros com o mundo, então prestei muita atenção.

Com o passar do tempo, notei que havia dois tipos gerais de auras: algumas eram completas, rodeando as cabeças e descendo pelo corpo, enquanto outras viravam massas emaranhadas sobre as cabeças. Fiz uma pergunta sobre o porquê daquilo, e o médium explicou que a alma de algumas pessoas era "inserida" quando elas nasciam, o que resultava numa aura mais coesa, enquanto que com a alma de outras pessoas isso não acontecia, então suas auras ficavam distorcidas e emaranhadas.

Nunca esqueci o desenho das auras e a ideia de que a alma era "inserida". Associei a afirmação aos nascimentos afetuosos que eu vinha proporcionando e continuaria a proporcionar durante décadas. Já acompanhei o nascimento de milhares de bebês — às vezes de duas ou três gerações de uma família. À medida que recebo uma criança após a outra nas mãos — a grande maioria pela cabeça —, eu as acolho no mundo com uma presença afetuosa, assegurando-lhes que este plano é seguro e suave e de que o retorno de suas almas é um propósito divino. Seguro suas preciosas cabeças com reverência. Agradeço a elas por chegarem. Quando faço isso, sinto que posso ouvir anjos cantando.

Convido você a, por um momento, parar de ler e imaginar seu próprio nascimento. Imagine como era vulnerável e perfeito. Imagine como abriu os olhinhos com admiração e contemplou pela primeira vez o mundo.

Se quiser, imagine os anjos cantando.

Ouça a canção crescendo.

Visualize você, ainda bebê, banhado em luz dourada, recebendo as boas-vindas ao mundo.

Peço que faça esse pequeno exercício porque, para acessar o amor-próprio, é essencial compreendermos a natureza milagrosa de nossa encarnação.

Imagine os detalhes: você, exatamente você, formou um corpo dentro de sua mãe e nasceu neste mundo. Chegou aqui com um propósito, para seus exatos mãe e pai biológicos, cujos DNAs se combinaram para formar o seu. A jornada de sua alma foi moldada pela pessoa ou pessoas que criaram você, quer tenham sido essa mãe e esse pai, quer um ou outro, ou outra pessoa. Enquanto está aqui, você vai mudar o mundo, pelo menos sutilmente. Vai se conectar com outros seres humanos e fazer parte de suas vidas. Vai criar beleza. Vai dar seus dons ao mundo e compartilhar experiências. Seu impacto, não importa quão grande ou pequeno, vai se propagar de maneiras que você talvez jamais entenda por completo.

Não importa se você acredita que sua vida foi planejada por alguma força criadora ou se é resultado de uma longa cadeia de eventos aleatórios. De um jeito ou de outro, ela é maravilhosa.

Quando nos alinhamos com a vida, a energia do amor flui livremente para nossos corações. Mas muitos de nós somos feridos durante a jornada — seja no momento em que nascemos se nossa alma não foi inserida de modo apropriado, seja mais tarde. Esquivar-se do amor é uma reação a essa dor. Mas é possível curar essa tendência.

Na verdade, a cura está em suas mãos. Embora outros possam ajudar, ninguém pode fazer isso sem sua participação. A escolha de curar as feridas, de acolher sua alma, de maravilhar-se com sua encarnação é fundamental. É um fósforo na caverna. É o primeiro passo para superar o medo que lhe diz mentiras sobre seu valor, e tem o poder de libertar você.

Às vezes as pessoas têm tanta dificuldade de receber amor de humanos que é mais fácil começar a recebê-lo de animais. Essa saída faz sentido para mim; os animais têm menos opiniões e tendem muito menos a nos ofender. Vi muitos pacientes começarem a acolher o amor por meio do afeto de um cachorro, um gato ou mesmo um cavalo. Tive vários cães ao longo da vida, e achei muito importante que meus filhos também tivessem essa experiência. Animais oferecem amor incondicional e, para muitos de nós, é fácil adorá-los. Eles nos lembram de que podemos ser amados e de que somos capazes de amar, mesmo quando havíamos nos esquecido dessa capacidade.

Quando você recebe amor, a saúde e a felicidade são apenas uma consequência. A única resposta natural é começar a espalhar amor para todos ao redor.

17

COMO DAR AMOR

Na infância, fui ensinada persistentemente a dar amor. Meus pais nos amavam bem, e agradeço a eles por terem me ensinado a receber amor ao me fazer consciente de meu valor individual. Isso fazia parte do objetivo maior que tinham na vida: curar por meio do poder do amor.

Meus pais eram presbiterianos devotos que entendiam que a mensagem de Jesus consistia em amor. Hoje, sei que as pessoas interpretaram (às vezes, mal) o cristianismo de diversas formas. Quando alinhado com ideais de caridade e cura, o trabalho missionário é um empreendimento bonito, mas, por outro lado, também tem sido praticado de maneiras que causaram mal. Qualquer coisa ou ideia pode ser usada ou mal-usada; a religião não é exceção. No caso de meus pais, acredito que usaram sua fé corretamente, uma vez que a basearam no compromisso com o amor.

Certa noite, de volta à nossa casa depois de alguns meses em campo, minha mãe estava trabalhando na máquina de escrever. Passava horas com aquele aparelho pesado. Levava-o de acampamento em acampamento. Assim como eu, meu pai tinha dificuldades com a leitura e a escrita, então minha mãe assumira a tarefa de enviar cartas à sede presbiteriana de missões para prestar contas do trabalho que estavam realizando com os fundos da igreja. Naquela noite, em vez do som ritmado de teclas batendo, eu a ouvi começar e parar muitas vezes. Por fim, meu pai bateu à porta do escritório. Quando ela o deixou entrar, ele largou a porta entreaberta o bastante para que eu ouvisse a conversa.

Minha mãe suspirou ao comentar o baixo índice de conversão. Um dos objetivos do trabalho deles era converter os habitantes locais — na maioria hindus — ao cristianismo e batizá-los. Mas meus pais nunca concentraram nem investiram sua energia nessa parte.

Meu pai então listou algumas curas de feridas e de doenças que eles haviam conquistado nos últimos tempos, lembrando à minha mãe da importância do que estavam fazendo. Ambos tratavam muita gente que nunca recebera assistência médica na vida. Entravam em colônias de leprosos; ofereciam-se para tocar aqueles que eram considerados intocáveis.

Faziam isso porque foram chamados para espalhar sua versão do Evangelho. Para colocar a medicina em prática do modo como a entendiam, o toque era fundamental, assim como passei a compreender. Eles curavam com o amor e as mãos, assim como aprenderam nas histórias da Bíblia que tanto amavam, nas quais Jesus fazia o mesmo.

Ao lado da porta do escritório, escutei meu pai aconselhar minha mãe, mencionando algumas das pessoas maravilhosas que haviam ajudado durante o mês anterior e relatando seus males: a extração de um dente podre; a restauração de um osso mal curado; o tratamento da infecção de uma criança.

— Estamos fazendo o trabalho, Beth — disse ele.

— Acho que sim. Podemos não ter os números, mas estamos fazendo o trabalho — respondeu minha mãe.

Meus pais passaram muitos anos servindo a pacientes na Índia, e ambos tiveram vidas longas, felizes e cheias de sumo. Na verdade, foi difícil até chorar suas mortes porque sua jornada parecia uma celebração. Senti falta deles, mas não fiquei triste por eles. Por amarem plenamente, eles haviam vivido plenamente.

O modo como meus pais tratavam os pacientes teve uma influência importante sobre mim — não apenas em minha carreira, mas no modo como sempre tratei os seres humanos. Eles me ensinaram a amar a *todos*.

Mas preciso esclarecer que amar a todos não significa que temos de concordar com todos. Não significa que aprovamos tudo o que fazem ou que necessariamente queremos passar muito tempo com eles. *Amar* é uma energia que vai além de *gostar*. Tive muitos pacientes dos quais me esforcei para gostar, e tenho certeza de que o mesmo aconteceu com meus pais em relação aos deles. Mas se não consigo amar alguém, considero isso um problema meu, e não da pessoa, então sempre dei um jeito de amá-la assim mesmo. Eu me esforçava para encontrar algo pequeno que eu tivesse em comum com a pessoa — talvez ambos amássemos nossos filhos, ou gostássemos da paisagem do deserto. Se não conseguia achar, procurava algo que gostasse nela, por mais trivial que fosse — um penteado ou o abraço, por exemplo. Constatei muitas vezes que meu amor quer crescer e só precisa encontrar uma treliça em que se agarrar. Amar é deixar a energia fluir livre para dentro e para fora do coração sem parar. Por esse ângulo, amar é uma parte fundamental de nossa saúde e bem-estar. É essencial.

Mesmo quando entendemos isso, é possível que a vida nos jogue algo inesperado que nos abale profundamente. Nesses momentos, o medo pode nos dominar, mesmo que sejamos bem versados no amor. Quando chegamos ao ponto em que o amor flui para dentro e para fora de nossos corações, como resistimos à tentação de voltar a cair nas garras do medo?

18

AMOR E MILAGRES

Talvez você esteja trabalhando o amor há um bom tempo, e já tenha exercitado sua capacidade de dá-lo e recebê-lo. Então algo inesperado acontece: você é rebaixado de cargo, sua empresa entra em falência, um relacionamento desmorona ou alguém fica doente. Em parte, usar o amor como remédio significa buscá-lo até mesmo — ou talvez especialmente — nesses momentos sombrios.

Enquanto médica, presenciei muitos casos em que a saúde de um paciente entra em desequilíbrio, e ele se deixa dominar pelo medo e vira as costas para seu corpo físico, desconectando-se dele ou tornando-o um inimigo. Isso acontece sobretudo quando sentimos como se nosso corpo tivesse nos traído ou estivesse prestes a nos trair.

Uma de minhas pacientes, Carolyn, estava tentando engravidar. A concepção não era fácil, e menos ainda conduzir uma gravidez a termo. Apesar de todos os esforços, ela sofrera cinco abortos espontâneos, todos ocorridos mais ou menos no mesmo período da gestação.

Da sexta vez que conseguiu engravidar, ele estava cautelosamente otimista. A gestação parecia estar progredindo normalmente, até que ela começou a ter um sangramento no mesmo período em que já abortara. Ela me ligou em pânico. Seu medo era aterrador, e ela não sabia o que fazer.

— Tenho certeza de que vou perder este bebê — disse ela, chorando. — Me sinto tão impotente, como se não houvesse nada que eu pudesse fazer para impedir.

Eu não sabia se podia salvar o bebê, mas tinha certeza de que, se ela não conseguia diminuir seu medo, precisava aumentar seu amor.

— O que seu bebê mais precisa agora é de seu amor, independentemente se ele viver ou morrer.

Não podia dizer a Carolyn para não ter medo — como esperado, ela estava apavorada. Mas eu podia fazê-las voltar a focar o amor.

Eu a instruí a fazer uma compressa de óleo de rícino sobre o abdômen e ter uma conversa com a alma de seu bebê, dizendo o quanto queria trazê-lo ao mundo e pedindo para que ficasse.

— Fale com seu filho. Vocês estão enfrentando esta situação juntos.

Carolyn passou a noite falando com o filho. Explicou por que ela e o marido queriam ter um bebê e o quanto já amavam o corpo que estava se formando em seu ventre. Implorou à alma da criança para ficar, mas permaneceu firme de que aceitaria o que fosse decidido — de que não deixaria de amar o bebê, não importava o que acontecesse.

Na manhã seguinte, o sangramento havia parado. Ela foi ao consultório para um ultrassom e verifiquei a atividade cardíaca. O bebê estava vivo.

À medida que os meses passaram, a gravidez de Carolyn progrediu sem problemas. Seu filho veio numa gestação a termo, e tive a bênção de assistir seu nascimento. Mais uma vez, ouvi os anjos cantarem. Mas quando olhei para seu rosto em minha mão, ofeguei.

Ele tinha uma cicatriz de fissura de lábio e palato, o que, na época, chamávamos de "lábio leporino". Trata-se de uma anomalia séria que pode exigir muitas cirurgias para ser corrigida. Eu nunca havia visto a fenda se fechar sem intervenção, mas era exatamente o que havia acontecido. Sorri para Carolyn, lembrando a noite em que ela conversara com o filho.

— A grande cirurgiã estava em ação! — exclamei, entregando-lhe um menino perfeito.

Mais tarde, voltei e revisei as fases do desenvolvimento fetal para refrescar a memória. O momento em que Carolyn tivera o sangramento e rezara com seu filho fora o momento exato em que o palato mole é formado. Eu tinha todos os motivos para acreditar que ela não apenas curara a si mesma com amor, como também ajudara o filho a se curar em seu útero.

Acredito que o fato de Carolyn ter dado amor a seu filho o manteve vivo. Ela deu as costas para a escuridão do medo, apesar dos altos riscos, e se reconectou com a luz mais intensa que havia — nesse caso, o amor por seu filho.

Vi muitos outros pacientes fazerem o mesmo. Vários anos atrás, minha amiga Evelyn se preparava para atravessar um longo trecho do Caminho de Santiago, o que, para ela, era um sonho. Passara muito tempo imaginando como iria de vila a vila, dormindo em hospedarias e comendo comidas simples no interior da Espanha.

Até que sofreu uma lesão no joelho que quase a impediu de andar. Ela veio me ver em pânico.

— Dra. Gladys, e se eu não conseguir fazer a viagem? Estou planejando há anos. Vamos caminhar todos os dias por quilômetros em trilhas irregulares. Preciso que meu joelho esteja forte, e não sei se vou ficar boa a tempo! — explicou ela.

— Diga a seu joelho que você precisa dele e por quê. Então ame-o para que tenha saúde. Fale com suas células-tronco. Fortaleça-as com seu amor e sua fé.

Evelyn passou os meses seguintes rezando e meditando para que o joelho se curasse para um propósito expresso: realizar a missão espiritual com a qual ela sonhava havia anos.

No entanto, nunca vamos saber se foi isso que curou o joelho dela. Nunca vamos saber como as coisas teriam se desenrolado se ela não tivesse rezado. Mas sabemos que Evelyn caminhou pelo trecho da trilha com que sempre sonhara, não apenas sem sentir dor no joelho, mas com uma força de vontade renovada. Sua viagem se tornou ainda mais significativa porque, antes mesmo de iniciá-la, Evelyn passou por uma provação com grande fé.

A verdade sobre a vida é que há muitas coisas que não sabemos. Não sabemos, quando recebemos uma notícia ruim, como vamos encontrar um raio de esperança. Mas até mesmo o ato de apenas acreditar tem poder. Marca o momento que escolhemos, catapultando-nos para longe do medo e para perto do amor, o que, por si só, tem o poder de curar o que nos aflige. Mesmo quando não cura, sem dúvida, dá mais sentido e felicidade à nossa vida.

Escolher o amor diante de um grande medo já é um milagre. Mas, às vezes, também dá origem a outros milagres.

Susan, cujo trágico acidente de carro compartilhei no capítulo 13, passou por uma experiência similar. Quando me sentei à sua cabeceira, contive o medo e ofereci, com ternura, uma escolha: o que ela iria fazer naquela circunstância aparentemente sem saída? Eu sabia que ela tinha que criar a própria imagem, algo que funcionasse para si, assim como minha malinha de mão quando tive câncer de mama. Tinha que ser algo palpável para ela, baseado em amor.

Comecei explicando como os ossos se curam. Falei sobre os osteoblastos, que formam conexões entre as células ósseas, e os osteoclastos, que as decompõem. Expliquei o papel dos peptídeos e o fato de que os ossos se curam sozinhos quando possível.

— Seu corpo *pode* se curar. Talvez não seja fácil, mas é possível. Escolha olhar para seu lindo corpo como um corpo saudável e forte — instruí.

O acidente de Susan ocorreu um pouco depois de o furacão Katrina atingir Nova Orleans, e notícias sobre os planos de reconstrução não paravam de passar nos noticiários. Imobilizada no leito de um hospital, Susan pensou muito em Nova Orleans. Assistiu à cidade ser construída dia após dia. Sua mente estava livre, então ela imaginou estradas sendo pavimentadas e edifícios sendo erguidos. De início, Susan explicou que não sabia por que essa imagem lhe ocorreu; ela não a associava à nossa conversa. Parecia ser apenas uma estranha obsessão surgida do tédio.

Com o passar do tempo, os médicos passaram a relatar acontecimentos inesperados. De alguma forma inexplicável, a coluna vertebral de Susan começava a se curar.

Susan percebeu que sua estranha obsessão era uma imagem. Ela intensificou a prática, entendendo que a "cidade" que estava construindo na mente era, na verdade, o tecido ósseo de sua coluna. Via os operários erguendo prédios e pontes — seus osteoblastos. Observava um carrinho de mão após o outro a remover os escombros — seus osteoclastos. Tempos depois, a equipe médica tirou o gesso. Ela conseguiu se sentar e, em seguida, mover-se para uma cadeira de rodas.

Pouco mais de um ano após o acidente, ela voltou a andar.

Na medicina viva, trabalhamos constantemente em dar e receber amor. Tentamos fazer com que essa busca nos dê sumo. Quando tornamos o ato de amar uma parte de nossa existência diária, perpetuamos a vida.

Isso acontece em grande escala quando aprendemos a aceitar cada vez mais o amor do mundo, permitimos que crie raízes em nossos corações e começamos a irradiá-lo para as pessoas ao redor.

Acontece também em pequena escala, quando aprendemos a amar cada parte de nosso ser. A nutrição que damos a nós mesmos é importante, até a nível celular — e não precisamos esperar o sofrimento bater à porta para oferecermos a nós mesmos o remédio mais poderoso do mundo: o amor.

Prática: Amando a si mesmo para se curar

1. Fique em silêncio por um momento e, em seguida, permita que algo que não está bem venha à tona. Pode ser físico, como um problema médico atual ou uma lesão recente, ou mesmo emocional, como um relacionamento que não está dando certo.

2. Mantenha o problema em mente e espere surgir uma imagem que o sintetize. Não pense demais, apenas deixe vir. A imagem pode estar em movimento ou parada. Pode ser uma coisa, um lugar, ou mesmo uma pessoa. Quando tiver a sua imagem, tire um momento para olhá-la. Quais são os formatos, cores e texturas?

3. Pergunte à imagem: *o que você quer me mostrar? Do que precisa?* Ela está oferecendo informação sobre sua saúde física, sua saúde mental, sua jornada de alma ou suas relações? De alguma forma, sua mente evocou essa imagem para lhe mostrar algo. O que é? É possível haver uma resposta, ou mais de uma.

4. Veja sua imagem envolvida em amor, contida no abraço afetuoso e incondicional do universo inteiro. Ouça os anjos cantando de novo, assim como fizeram no dia em que você nasceu. Agradeça à imagem e permita que se apague.

5. Agora é hora de um abraço. Não se esquive, mesmo que se sinta um pouco bobo ao fazer isso — um abraço é uma prática transformadora! Ponha as mãos nos ombros opostos, cruzando os braços na frente do peito, e encolha os ombros. Baixe o queixo, apertando as mãos e dando em si mesmo um bom abraço, um abraço tão forte quanto o que você daria em uma pessoa que estivesse precisando.

6. Enquanto estiver se abraçando, faça contato com seu coração. Avalie onde ele está hoje — o quanto você sente que é digno de amor e o quanto sente que é capaz de amar? Receba a resposta sem julgamento. Pode repetir essa prática sempre que quiser avaliar o quanto de amor está fluindo através de você.

QUARTO SEGREDO

Você nunca está sozinho

19

VIDA É CONEXÃO

Minhas lembranças favoritas da infância são de nossos acampamentos no inverno. Eu adorava o fato de que todos tinham um trabalho a fazer e de que o trabalho era prazeroso. Adorava a ideia de que todos contávamos uns com os outros. Adorava saber que estávamos longe, mas juntos, conectados. Penso com carinho naqueles tempos; aquela época incutiu em mim uma forte crença na comunidade.

Certa noite, estávamos reunidos à mesa, na tenda da família, jogando jogos de palavras depois do jantar, quando Ayah apareceu.

— O *sadhu* está aqui — anunciou ela, sorrindo.

Hindus *sadhus** são comuns na Índia, mas eram menos comuns em nosso acampamento, e eu sabia exatamente de qual *sadhu* Ayah estava falando. Eu e meus quatro irmãos pulamos da cadeira — Gordon era muito pequeno, talvez nem soubesse por

---

* Homens considerados santos na Índia. Dedicam a vida à busca espiritual. Também são conhecidos como místicos, ascetas ou monges andarilhos. (N. do T.)

que seguiu nosso exemplo — e corremos para fora, com nossos pais logo atrás.

Ele era um homem alto, de olhos negros e penetrantes, que de longe irradiavam misticismo. Hoje, sei que estava na presença de uma alma profundamente antiga, mas eu teria encarado tal pensamento como uma blasfêmia na época. O *sadhu* Sundar Singh era um cristão convertido que rejeitava a anglicização do cristianismo. Acreditava que a melhor forma de espalhar a fé na Índia era simplesmente agir como Jesus agira e permanecer indiano no processo. Vestia o *dhoti* cor de açafrão desbotado dos *sadhus*, tinha a cabeça envolvida num turbante e conservava uma barba cheia. Sorriu ao nos ver.

— Senti falta de vocês, crianças — disse.

O *sadhu* Sundar Singh visitava o acampamento todo inverno depois de passar o verão no Tibete. Viajava sempre a pé, e passava uma semana ou duas com a gente, fazendo boas refeições e encantando as crianças com canções e histórias. As pessoas se aproximavam dele por instinto; sua presença incentivava a conexão. Eu tentava emular aquilo e sabia que, quando crescesse, também queria atrair os outros. Como ele, queria banhar as crianças com meu amor, trazer esperança a todos ao redor e contar minhas histórias com alegria a qualquer um que quisesse ouvi-las. Queria viver minha verdade por meio da conexão com os outros.

Num nível fundamental, estamos todos conectados. É fácil esquecer isso e nos vermos como seres separados. Afinal de contas, eu sou eu, em minha pele, e aí está você, na sua. Mas somos criaturas sociais, e dependemos uns dos outros para sobreviver. Não importa o quanto tentemos nos apartar, somos parte de uma comunidade, para o bem ou para o mal. Somos parte de uma família, uma cultura, um país, um continente, uma espécie. Nós nos conectamos por meio de experiências e genes compartilhados. Literalmente, respiramos o mesmo ar.

Podemos ser seres individuais, mas formamos uma única comunidade. Temos uma força vital coletiva. Tanto a força vital singular quanto a coletiva requer cuidados.

A primeira vez que percebi isso foi em 1969, quando Bill e eu viajamos para Israel e visitamos um *kibutz*. Naquela noite, ficamos acordados até tarde, animados, conversando sobre o que havíamos visto — como tudo na comunidade era interconectado. Todos tinham um propósito, um trabalho. O que as crianças aprendiam na escola tinha a ver com o que acontecia nas fazendas, nas clínicas e nas cozinhas. Todos estavam contribuindo para a força vital coletiva e a recebendo.

Essa viagem foi parte do que inspirou o programa Baby Buggy, que realizei com a enfermeira obstétrica Barbara Brown nos anos 1970 e 1980. O objetivo era incentivar partos em casa, onde as mulheres podiam ser atendidas no conforto do lar por seus entes queridos e por profissionais treinados. Nossa van especialmente equipada ficava estacionada na entrada da garagem, enquanto monitorávamos o progresso da mulher em trabalho de parto. Se fosse necessária uma intervenção ou um transporte médico, tínhamos tudo à mão. Na maioria das vezes, o Baby Buggy ficava apenas estacionado, enquanto as mulheres davam à luz bebês saudáveis e felizes nas próprias casas. Em alguns casos, nós transportávamos a mãe, o bebê ou ambos para o hospital e, em todos os casos, nossa van, com uma cegonha gigante pintada na lateral, transmitia uma mensagem clara à comunidade: uma nova alma está chegando! Venha dar as boas-vindas!

Um verdadeiro senso de comunidade é raro na era moderna. Mesmo antes da pandemia, muitas mídias reportavam que estávamos vivendo uma crise de solidão. Inúmeros países têm considerado a solidão um problema que atinge uma faixa demográfica ampla.[11] Esse sentimento de desconexão prejudica o corpo. Um estudo da Universidade Brigham Young mostrou que sentir-se sozinho tem o mesmo efeito sobre a longevidade que fumar quinze cigarros por dia.[12] Relações sociais fracas foram associadas a um aumento de 29% no risco de doenças cardíacas e de 32% no risco de derrame.[13]

Ao mesmo tempo, os dados mostram que conexões sociais nos ajudam a prosperar. A autora Ashton Applewhite notou que conexões sociais são um importante indicador de envelhecimento feliz e saudável. Ela também recomenda a amizade com pessoas de diversas gerações, uma ideia que encontra eco em numerosos estudos que revelam os efeitos positivos da proximidade de crianças pequenas sobre pessoas mais velhas que enfrentam questões relacionadas a propósito.[14] Embora o casamento seja geralmente associado a um risco menor de doenças cardiovasculares, uniões problemáticas estão associadas a um risco maior.[15] De acordo com o Harvard Study of Adult Development, a qualidade das relações quando estamos na casa dos 50 anos é o maior indicador de saúde e bem-estar aos 80 anos.[16]

A vida vem de nossas conexões, é incentivada por nossas conexões e cria conexões. Somos mais felizes e saudáveis quando contribuímos para a força vital coletiva e extraímos força vital dela. Essa ideia é a base de meu quarto segredo: *você nunca está sozinho*. **Conectar-se com a comunidade amplifica a força vital individual, realinhando-a com a força vital coletiva.**

Isso significa que, quando aceitamos nos conectar com os outros, todos prosperamos. E, uma vez que a conexão é algo que tanto oferecemos quanto aceitamos, somos nós que determinamos a saúde de nossas comunidades. Cada um de nós é responsável por criar a própria rede de apoio. É assim que contribuímos para a rede de apoio coletiva. Nosso ato de dar não é nem sequer altruísta, pois é em benefício próprio. Como disse meu filho Bob quando era criança: "Mãe, eu acho que entendi! Se eu faço um amigo, e ele faz um amigo, e ele faz um amigo, isso vai rodando o mundo todo até voltar para mim!"

Observei comunidades prósperas por todo o planeta. Notei que o maior senso de alegria em comunidade está em grupos de pessoas que trabalham juntas, mesmo diante de grandes desafios — ou talvez em especial nesses casos. Não é preciso pessoas perfeitas ou muito dinheiro para que um grupo prospere; basta trabalhar com o que se tem e achar um jeito de dar certo.

Fui criada para acreditar no poder da conexão. Venho de uma família unida e de uma comunidade vibrante em que as pessoas ajudavam umas às outras e eram conectadas. Continuo a criar uma família próspera, apesar de termos passado por muitos obstáculos, e sempre fui muito envolvida com o mundo. Priorizo as relações sociais porque sei que todo meu ser se aviva quando estou dando a outros e recebendo de outros.

Acho que você também sabe qual é a sensação. Espero que pelo menos uma vez tenha sentido como é ser apoiado por completo. Espero que tenha tido a chance de apoiar alguém em algum momento e sentido a conexão. Talvez se lembre de como isso lhe deu energia. Talvez se lembre de como sua força vital foi renovada, impulsionando você. O aumento da força vital indica a importância da comunidade.

Tenho um sonho há décadas: a Vila da Medicina Viva, onde curar, viver e aprender vão se tornar uma coisa só. Por um lado, minha visão se inspira nos acampamentos das viagens de minha infância. Por outro lado, é um paradigma totalmente novo, em que as pessoas viveriam e trabalhariam juntas para curar. Somos seres sociais; somos feitos para estar juntos. É assim que prosperamos.

Embora muitos de nós tenham essa consciência num nível intelectual, está cada vez mais difícil colocá-la em prática. Os Estados Unidos (assim como grande parte do mundo) estão se dividindo em linhas ideológicas. Membros de uma família não conseguem se conectar uns com os outros, optando por passar feriados e eventos comemorativos separados, cada um em seu canto. Há cada vez mais divórcios. Nossas casas e jardins se tornam maiores, enquanto nos refugiamos em aparelhos eletrônicos individuais. Quanto mais temos, mais tempo passamos separados. Mesmo quando *queremos* nos conectar, pelo menos teoricamente, sentimos como se fosse difícil demais ter nossas necessidades atendidas. Talvez até tenhamos nos esquecido de como fazer isso.

Enquanto observo essas mudanças, não consigo evitar me perguntar: se gostamos de nos conectar e sabemos que é bom para nós, por que evitamos?

20

ACEITE A IMPERFEIÇÃO

Quando Carl, meu primeiro filho, nasceu, eu estava morando em Cincinnati e fizera amizade com outra jovem mãe que residia na mesma rua e tinha um filho da mesma idade. Nós duas éramos internas no mesmo hospital e tínhamos algumas coisas em comum. Carl e Harry começaram a brincar juntos assim que tiveram idade suficiente para ficar fora do colo. Eles se davam bem, mas brincavam de modos diferentes — em parte porque nossos estilos de criação eram muito diferentes. Carl era uma criança audaz que Bill e eu incentivávamos a engatinhar, escalar e se sujar. A mãe de Harry o levava para brincar de luvas e às vezes preso a uma correia.

Hoje em dia, há muita informação disponível a pais jovens sobre a importância de deixar as crianças se sujarem um pouco. A maioria das pessoas sabe que um ambiente exageradamente estéril não é bom para o desenvolvimento dos filhos. Mas o treinamento médico da mãe de Harry havia sido concentrado na teoria dos germes, que se tratava apenas de matar doenças, e ela estava fazendo o melhor que podia com as informações que tinha.

Como muitas outras mães, aprendera que havia coisas específicas que tinha que fazer para ser uma "boa mãe", e manter o filho afastado de germes era uma delas.

Harry e sua mãe eram também meus pacientes. Eu os via muito porque o menino adoecia com frequência. Ele pegava todo tipo de germe, apesar de todos os esforços da mãe. Certa vez, enquanto Carl brincava na terra e Harry observava, sentado e quieto, ela me perguntou:

— Por que Carl não fica doente quase nunca, mas Harry vai ver você com tanta frequência na clínica? Eu sou tão cuidadosa com ele!

Eu ri e expliquei que Carl provavelmente tinha um sistema imunológico mais forte. Eu o expunha ao mundo, o que o tornara mais resiliente.

Essa história não é tão interessante, mas, quando encarada como metáfora, tem muito a nos ensinar. Algumas coisas são verdadeiramente perigosas — fornos quentes, penhascos altos e cobras venenosas —, e a mãe de Harry estava certa ao protegê-lo. Mas levou seu cuidado longe demais e, como resultado, seu filho sofreu. É assim que uma comunidade funciona. Sim, algumas pessoas podem nos machucar. Mas quando nos protegemos dos outros de modo exagerado, impedimos interações potencialmente boas para nós. Nascemos num mundo cheio de pessoas porque somos feitos para estar perto de pessoas, com toda a confusão que isso implica.

Com frequência, não interagimos uns com os outros porque não queremos sujar as mãos. Não queremos lidar com o que percebemos como deficiências dos outros. Queremos nos proteger para não nos decepcionarmos. Mas, ao fazer isso, perdemos vida.

O advento das conveniências modernas tornou esse isolamento mais fácil. Em essência, esterilizamos a vida do desconforto de "precisarmos" uns dos outros. Hoje, se estamos economicamente confortáveis, organizamos nosso mundo de modo a não precisar pedir nada a ninguém. Aplicativos, em vez de vizinhos, nos ajudam a apanhar o carro no mecânico ou a pegar uma carona para uma consulta médica. Numa noite em que estamos ocupados, pedimos o jantar em minutos para que seja entregue em casa. Com um clique, contratamos pessoas para passear com nossos cães, montar móveis e lavar carros. Quanto mais progredimos, mais parece que simplesmente queremos a conveniência de não ter que pedir nada a vizinhos e amigos. Estamos construindo uma comunidade de aluguel.

Lá se foram os tempos de pedir uma xícara de açúcar, que dirá compartilhar um celeiro com vizinhos.

Talvez eu soe como uma senhora idosa reclamando de como o mundo está mudando. Mas o que quero é chamar a atenção para algo muito maior: precisamos pedir xícaras de açúcar. Nós nos beneficiamos de compartilhar um celeiro. Viver juntos nos força a nos conectarmos, mesmo que de pequenas maneiras. No passado, nossas interações desordenadas e frequentes asseguravam que conhecêssemos os vizinhos e entendêssemos o que estava acontecendo na vida dos outros, nos mantinham vivos e nos forneciam uma defesa contra o isolamento.

A vida moderna nos permite, com cada vez mais facilidade, reduzir as interações necessárias para viver, respaldada na ideia de que somos mais felizes quando interagimos com os outros apenas quando queremos. Mas reduzir as interações tem um custo alto. Perdemos muito quando não nos conectamos com a comunidade. Perdemos uma peça fundamental da experiência humana.

A escolha pelo senso de comunidade também tem seus custos. Em primeiro lugar, perdemos um pouco da sensação de controle. Observei isso em 1958, quando Bill e eu nos mudamos para nossa segunda casa no Arizona. Era um edifício grande feito de adobe, quase indestrutível — perfeito para nossa família agitada de sete pessoas, que logo se tornaram oito. Jantávamos juntos toda noite, e geralmente tínhamos mais de quinze pessoas à mesa de jantar, uma tábua enorme de carvalho. Não nos preocupávamos em manter a casa impecável nem em fazer a comida perfeita. O objetivo principal era estarmos juntos.

As pessoas entravam e saíam com tanta frequência que, certa vez, quando uma série de roubos na vizinhança fez com que um policial nos visitasse para nos advertir a trancar a porta à noite, percebemos que, embora oito pessoas morassem na residência, nenhum de nós tinha a chave. Naqueles anos, meu marido e eu hospedávamos muitos arrecadadores de recursos para as várias organizações que fundamos e apoiamos. Também cedíamos a casa para palestras de uma série de médicos e curadores de uma ampla gama de conhecimentos, a maioria dos quais ficava alguns dias para discussões menos formais à mesa. E quase todo dia recebíamos um monte de crianças estridentes da vizinhança.

Ao refletir sobre o que valorizávamos enquanto pais, Bill e eu escolhemos tornar nossa casa um lugar aonde crianças e adultos podiam ir para se divertir e ser eles mesmos. Assim, abrimos mão da opção de ter uma casa calma, quieta e impecável. Essa escolha pode ter sido o motivo de alguns anos caóticos, mas não me arrependo. Criar uma comunidade requer dar espaço para um pouco de caos.

Um dia à tarde, tive um momento para relaxar na banheira e liberar o estresse da maternidade e do trabalho. Nosso banheiro tinha duas portas: uma dava para um quarto e a outra para o escritório de Bill. Assim que fechei os olhos e relaxei dentro d'água, a porta do quarto se abriu. Um menino de olhos arregalados entrou correndo, passou direto pela pia e saiu pela porta do escritório, deixando-a aberta. Nem bem ele desapareceu, uma menininha entrou correndo e o seguiu para o escritório. Então vieram mais: um maior, e já eram três; depois um de cabelos desgrenhados, quatro; e um pequeno endiabrado, cinco. Em apenas alguns instantes, dez crianças entraram correndo no banheiro, passaram por mim na banheira e saíram pela outra porta. Apenas três das crianças eram minhas, e nenhuma notou minha presença. Parte de mim ficou irritada — ali estava eu, nua na banheira, tentando ter um momento particular —, e parte de mim ficou maravilhada com a casa alegre e movimentada que eu conseguira para meus filhos.

Aceitar os outros em nossa vida significa que as coisas vão ser meio bagunçadas e confusas. Não podemos viver em comunidade e esperar que tudo seja perfeito ou exatamente como queremos. Mas há uma vantagem muito importante na imperfeição. Entendo o desejo de controle; cada um de nós está em seu próprio caminho e quer escolher como trilhá-lo. Mas a beleza é que nossa trajetória vai se cruzar com a de outras pessoas, o que pode ser muito bonito, pois assim temos a oportunidade de compartilhar nossa jornada, de contar o que aprendemos e aonde estamos indo, e de aprender com os outros. É claro que essa experiência pode ser estressante. Mas, quando momentâneo, o estresse pode ser bom para nós. Isso não significa que devemos passar muito tempo perto de pessoas sempre negativas ou abusivas — pois o estresse contínuo causa diversos problemas. Mas pesquisas sugerem que, em baixa escala, o estresse pode trazer benefícios.[17]

Quando tentamos criar um mundo estéril, destituído das imperfeições e perturbações da interação humana, agimos contra nossa própria força vital e nos tornamos mais fracos — assim como Harry com suas luvas.

No entanto, vivemos numa sociedade que tenta nos convencer de que temos que gostar de tudo em todos para convivermos bem. Num mundo tão polarizado, esse tipo de pensamento dificulta saber de quem se tornar amigo. Se a comunidade é tão importante, como podemos começar a construí-la?

21

ENCONTRE SEUS AMIGOS

Como afirmei no capítulo 17, minha intenção é amar a todos, o que não significa necessariamente que eu *gosto* de todos. Por outro lado, meu objetivo me ajuda a encontrar um motivo para ser amiga das pessoas — em graus variados. Quando nos comprometemos a cultivar amizades, aceitamos os outros e criamos algum tipo de laço com eles, independentemente de quem são ou daquilo em que acreditam. Encontramos o amigo dentro deles, mesmo que seja apenas uma pequena parte de suas identidades.

Elisa, uma estudante universitária, havia voltado para casa para passar as férias de inverno e foi me ver por causa de um pequeno eczema no cotovelo. Sua mãe era minha paciente havia anos, então eu conhecia Elisa desde pequena e, embora ela tendesse à ansiedade, geralmente relaxava depois de um minuto ou dois. Mas daquela vez seu abraço pareceu um pouco distante, como se ela não estivesse totalmente presente e, mesmo depois que segurei seu braço para examiná-lo, suas suprarrenais pareciam ativas. Embora ela estivesse quieta, seus olhos não paravam de vasculhar a sala, e seu braço tremia um pouco sob meu toque.

O eczema, como aqueles que o enfrentam sabem, quase sempre é exacerbado por estresse.

— Aplique um pouco de óleo de rícino. Vai ajudar. Mas me ligue se não melhorar, e eu vou receitar um esteroide — falei. Então passei as mãos por seu braço e segurei sua mão, apertando-a com suavidade. — Mas, Elisa, o que está acontecendo de verdade?

Senti sua mão fria. Esperava que meu toque lhe desse um pouco de calor.

— Ah, vir para casa para as férias não está sendo tudo o que pensei que seria, só isso — disse ela bruscamente. — Está tudo bem. Vou passar as férias e voltar para a universidade.

— O que não está sendo o que você pensou que seria? — perguntei, imaginando se havia algum problema na família.

Ela explicou que todos estavam bem, e falar sobre o que estava bem pareceu abrandar sua postura defensiva. Até que ela admitiu a verdade.

— É só que estou sentindo um clima meio estranho com meus amigos. Quer dizer, com minha melhor amiga, Chloe. Ela foi morar com o namorado, e eu fiquei na república mesmo. Nossas vidas estão muito diferentes agora. Tipo, eu a procurei, mas não temos mais nada em comum. Parece um pouco superficial, sabe?

— Sei.

— E eu não sou muito de amizades superficiais. Acho um desperdício de tempo e energia. Então não sei se desperdicei meu tempo com ela ou não, ou se estou desperdiçando agora... Está meio difícil, acho.

Sorri para Elisa. Sua mão aquecera um pouco; apenas falar o que estava acontecendo a trouxera de volta à vida. Contei sobre alguns amigos de infância queridos — aqueles cujas vidas adultas se conectaram com a minha e aqueles que não. Contei sobre Peter, um amigo de vida inteira, que cresceu comigo na Índia, conheceu minha querida amiga Alice em Cincinnati, casou-se com ela e acabou tornando-se meu vizinho no Arizona.

— Alguns amigos permanecem por perto, outros vão embora e voltam. É verdade que algumas boas amizades desaparecem, mas todas valem a pena e nunca são um desperdício. Pense nas flores de primavera que temos aqui no Arizona — falei, apontando para a paisagem do lado de fora da janela. — Aquelas margaridas africanas, suas raízes são superficiais e elas só dão flor durante algumas semanas. Mas as raízes de um saguaro vão fundo o bastante para resistir a ventos fortes e períodos de seca. Nenhuma dessas plantas é mais bonita que a outra. Mas ambas ajudam este lugar a ganhar vida. Sua amizade com Chloe não acabou; apenas mudou.

À medida que Elisa e eu conversamos, expliquei que algumas amizades se destinam a ser profundas e durar décadas. Essas são as pessoas com as quais contamos quando as coisas ficam difíceis. Outras amizades se destinam a ser breves. Servem a um propósito específico e terminam de modo natural. Outras ainda, quer durem anos, quer minutos, permanecem num nível superficial. São simpáticas e positivas, mas em relações assim nunca chegamos a conhecer um ao outro mais profundamente. Conheço milhares de pessoas e, em algum nível, considero todas amigas.

— Considero você uma amiga também — eu disse, e Elisa sorriu. — Você é mais nova do que eu e, como você era criança quando eu já era adulta, pode parecer estranho pensar assim. Mas não tenho a menor ideia de qual é a idade de sua alma, e você também não sabe a idade da minha. Não sei o quão bem vamos nos conhecer no futuro. Tudo é possível, assim como com sua amiga Chloe.

Apertei sua mão.

— Eu pensei que Chloe e eu seríamos melhores amigas para sempre... e talvez sejamos. Talvez não. — Elisa suspirou. — Só não quero ser a única a me esforçar para isso.

— Parece que é uma situação estressante para você — observei.

— E é. Mas acho que, se eu parasse de ficar insistindo na amizade, me sentiria menos estressada. Deixaria as coisas fluírem.

— Exatamente. Você pode fazer sua parte para se aproximar dela, mas não pode controlar para onde essa vida está indo.

Conversamos um pouco mais, e Elisa pareceu relaxar com essa ideia. Concordou em voltar a procurar Chloe durante as férias, e foi embora. Nunca entrou em contato para saber do creme esteroide, então imagino que o óleo de rícino (e talvez a conversa) tenha dado certo.

Dou um jeito de fazer amizade com todos procurando o amigo dentro deles. Encontro o ponto — mesmo que seja minúsculo — em que nossas forças vitais fluem juntas e invisto nisso. Meu esforço pode criar uma interação longa ou curta, profunda ou rasa. Independentemente disso, faço um amigo. E vivemos um dia de cada vez.

Para construir uma comunidade de amigos mais forte, comece com as pessoas mais próximas de você: seus vizinhos. Passe para as pessoas com as quais você interage no trabalho, aquelas que são amigas de membros da família, atendentes de supermercado e de postos de gasolina, dentistas, advogados fiscais e cuidadores de cães que fazem parte de sua vida. Seja amigo de crianças, adolescentes e idosos. Seja amigo de todos, pelo menos um pouco, e invista nessas amizades. Tudo o que você precisa é de um pouco de bondade e curiosidade. É preciso apenas procurar sua parte e a parte deles que podem ficar amigas e construir algo a partir daí.

Também é importante permitir que o fluxo universal leve novas pessoas para sua vida. Pergunte a si mesmo: quem cruzou meu caminho recentemente? Quem precisa de minha atenção e meu amor? Quando prestamos atenção em quem aparece em nosso caminho, em quem precisa de nós ou tem algo a oferecer, ou as duas coisas, nós nos abrimos para que o universo fale conosco por meio dos outros.

Há o perigo de pensar que temos que concordar com tudo com uma pessoa para aproveitar a companhia uns dos outros. Mas essa premissa nos leva para os extremos. É natural que seja mais fácil encontrar pontos em comum quando a vida de alguém é similar à sua. Mas às vezes são as pessoas com quem compartilhamos mais diferenças que abrem nossos olhos para enxergar o mundo por um novo ângulo. Assim, faz todo o sentido interagir com gente de quem não gostamos muito. Quando nos aproximamos de indivíduos que pensam de modo muito diferente de nós com uma postura de curiosidade, e não condenatória, nós crescemos.

Quando me mudei para Ohio, era um peixe fora d'água. As mulheres mais abastadas ficavam em casa com os filhos, e as outras trabalhavam — nenhuma delas tinha o mesmo nível de educação acadêmica que eu e nenhuma trabalhava por escolha própria. Eu estava acostumada a me sentir deslocada; passara por isso na faculdade, onde era a única em Ohio (além de Margaret) que fora criada entre elefantes e falava hindustani, e passara por isso na escola de medicina, onde minhas ideias sobre cura me puseram em divergência com os outros aspirantes a médicos. Passara anos exercendo uma profissão dominada por homens, em que precisava me reafirmar repetidas vezes. Mas ainda sentia falta de conhecer alguém como eu — e não encontrava naquela cidade carvoeira. Margaret morava a 2 horas de distância, o que era uma dádiva divina, e o irmão de Bill e sua esposa também viviam por perto, então segui assim nos primeiros anos.

Além disso, parecia que ninguém me levava a sério como médica. Muitas vezes, as pessoas preferiam ser tratadas por Bill ou por outros médicos homens da cidade. Quando começamos, éramos dois dos seis clínicos gerais da região, mas todos se aposentaram e então Bill foi enviado para um serviço fora do estado. Todos os céticos em relação a uma médica mulher acabaram se tornando meus pacientes.

Eu me apresentava com o mesmo conhecimento e o mesmo amor de sempre e, em pouco tempo, conquistei a maior parte da cidade. Foi quando comecei a experimentar o problema oposto. Aquele era um lugar muito coeso, e eu era tão amistosa e aberta que as pessoas não tinham a menor noção do que era apropriado numa relação médico-paciente. Elas me abordavam na mercearia, no banco e na rua, sempre à procura de conselhos médicos. Certa vez, tentei ir ao cinema com meu cunhado e sua esposa e fui chamada pela polícia pelo sistema de comunicação interno do cinema. Alguém estava com um probleminha — não uma emergência, óbvio — e não conseguiam me encontrar, então ligaram para a polícia, que recorrera aos rádios para me localizar.

Até que tive caxumba — o que era comum antes da criação da vacina — e fiquei hospitalizada durante várias semanas em outra cidade. Estava muito doente e não conseguia nem sequer cuidar de meus filhos, todos de cama com febre. Mas como eu era a única clínica geral, as pessoas não conseguiam me deixar em paz nem mesmo no hospital. Iam até lá e entravam sorrateiramente para me perguntar sobre essa ou aquela infecção, ou iam até a janela e gritavam "Dra. Gladys!". Eu estava passando por uma situação bastante difícil e precisava descansar, então uns médicos amigos do hospital acabaram me levando para sua casa, com bolsa de infusão intravenosa e tudo, e passei os últimos dias de caxumba me recuperando secretamente na sala de estar deles. Foi uma reviravolta irônica: passei de uma médica rejeitada por completo para uma médica tão necessária que não podia nem sequer convalescer de modo apropriado.

Embora sempre desse um jeito de encarar a vida com humor, minha experiência com a caxumba destaca uma grande questão que muita gente enfrenta quando tenta construir uma comunidade: limites. Pode ser difícil saber como interagir com pessoas que não respeitam nosso espaço e nossas necessidades. É saudável se relacionar com pessoas diferentes de nós, e às vezes até com pessoas das quais não gostamos muito, mas como permanecer em contato com aquelas que querem ativamente tirar nossa força vital ou que não conseguem se relacionar de modo saudável? Como podemos encontrar um amigo dentro de todos e nos conectarmos, contribuindo assim para nossa força vital coletiva, sem que sejamos drenados?

22

COMO ESTABELECER LIMITES

Para estabelecer limites saudáveis, precisamos antes saber quem somos e o que viemos fazer aqui. Primeiro temos que entender o que nos dá sumo e o que o drena porque isso nos revela o que há no caminho de nossa alma e o que está interferindo nele. Para estabelecer e manter os limites, temos que nos conhecer muito bem. Podemos olhar para pessoas que incorporam essa autoconfiança como fonte de inspiração, mas ainda assim cada um de nós tem a responsabilidade de encontrar o próprio caminho.

Minha irmã, Margaret, foi um modelo importante durante toda minha vida. Ela tinha muito em comum com nossa mãe e agia de acordo com os próprios princípios sem menosprezar os outros por terem ideias diferentes. A bondade tranquila de Margaret foi um exemplo para mim. Na infância, eu fazia um contraponto ao jeito dela; mas, quando aprendi a parar de lutar, passei o resto da vida seguindo suas pegadas.

Quando o primeiro filho nasceu, Margaret e o marido moravam numa casinha com Mother Courtwright, sua sogra, que tinha um quarto no andar de cima. Fui visitá-la quando o bebê ainda era recém-nascido. Um dia, ele estava chorando e parecia que nada que Margaret fazia ajudava. Em retrospecto, entendo que a criança devia estar com gases ou cólica, e que o mal-estar não tinha nada a ver com os cuidados de Margaret. Não obstante, Mother Courtwright desceu as escadas e começou a dizer à minha irmã o que fazer.

Por trás das sugestões, havia uma energia de julgamento e confronto. Acho que ela pensava que Margaret não estava preparada para ser mãe. Seu tom era negativo, quase maldoso. Minha irmã continuou embalando o bebê, segurando-o firme junto a si. Por fim, Mother Courtwright parou de falar e subiu as escadas.

Margaret continuou a ninar o bebê suavemente, completamente calma. Aquilo me surpreendeu porque, se eu fosse tratada daquela maneira, ficaria extremamente frustrada. Perguntei à minha irmã como era possível que ela não se incomodasse com o incidente.

— Ah, ela é assim — disse Margaret em meio ao cantarolar, a voz vibrando de leve ao ritmo de seus joelhos. — Mas isso não é da minha conta. Não tenho energia para isso. Meu filho é mais importante.

Mother Courtwright viveu mais 20 anos e criticou minha irmã durante quase todo esse tempo. Quando morreu, passara a respeitá-la — tanto que no testamento deixou seu carro para Margaret.

Pensei muitas vezes no que aconteceu na sala de estar de minha irmã. Sua afirmação "Não tenho energia para isso" é a expressão mais clara de limites com que já me deparei. Ela não quis dizer que não possuía a energia, e sim que estava optando por investi-la em outro propósito. A família era importante para Margareth, e para ela parecia certo ter a sogra em casa. Aquela postura era necessária para fazer a dinâmica funcionar.

Limites são um tema em alta na cultura de hoje. Mas com frequência pensamos neles como jeitos de manter as pessoas de fora, como muros de uma fortaleza. Acredito que é uma questão mal compreendida. Limites vêm de nosso interior; consistem em como escolhemos gastar nossa energia, o que merece atenção e o que não merece.

Assim, nossos limites dependem apenas de nós. Não podemos controlar quem aparece em nosso caminho nem a energia que essa pessoa traz, e se esforçar demais para fazer dar certo é uma batalha perdida que drena nossa força vital. Mas, em contrapartida, somos responsáveis pela quantidade de atenção que damos às partes das pessoas das quais não gostamos. Com o tempo, se há apenas uma quantidade ínfima de força vital positiva para alimentar, a relação vai se tornar bastante superficial ou mesmo minguar. Mas não há necessidade de excluir *ninguém*, e sim descartar a energia negativa.

Desse ponto de vista, criar bons limites não implica deixar pessoas de fora, mas exige de nós permitir que as melhores partes delas entrem.

Uma de minhas pacientes colocou esse conceito em prática após desenvolver um câncer de pulmão. Patty era uma fumante de longa data, e sua doença avançou depressa, então, logo depois do diagnóstico, ela foi hospitalizada. Telefonei para os médicos que a tratavam para me informar com a esperança de que o tratamento permitisse pelo menos que ela voltasse para casa.

— Ela não está bem — disse o médico do outro lado da linha. — Está gravemente anêmica e fraca demais para ir para casa.

— Vocês podem fazer uma transfusão? — perguntei.

— Estamos tentando, mas ela não deixa. Seu corpo está fraco, mas ela é bastante teimosa.

Fui ao hospital para conversar e tentar convencê-la. Expliquei que, se não recebesse a transfusão, provavelmente morreria, ao que ela respondeu:

— Eu sei, mas não concordo. Não posso deixar o sangue de outra pessoa correr em minhas veias. É um estranho. Não sei nem se iria gostar dessa pessoa. Além disso, e se estiver infectado? Não concordo. Talvez meu corpo possa se curar sem uma transfusão. Busquei compreender seu ponto de vista; mas, quando olhei o prontuário, estava claro que ela precisava de ajuda. Seu corpo *podia* se curar, mas tentar fazer isso com um nível de ferro tão baixo era uma desvantagem desnecessária.

Pensei que poderia ajudá-la se conseguisse reformular seus pensamentos, afastando-a da ideia de que ela estava num corpo doente que precisava de sangue e incentivando a ideia de milagre: talvez aquela fosse uma oportunidade sagrada de receber amor. Afirmei que era bonito que alguém neste mundo a amasse o bastante para doar seu sangue. Que essa pessoa, independentemente de quem fosse, estava oferecendo a ela o melhor si, o que havia de mais sublime. Falei que seu corpo estava lhe dizendo que estava muito fraco e que esse tipo de apoio era necessário. Por sorte, alguém na comunidade havia doado sangue por esse mesmo motivo. Não importava quem era, apenas que essa pessoa havia se preocupado o bastante para ajudar.

Essa mudança de perspectiva fez toda a diferença. Patty conseguiu ver o sangue como um presente de amor que vinha da melhor parte do doador. Recebeu a transfusão e logo se sentiu muito melhor, conforme previsto. Ao aceitar o apoio da comunidade, ela recebeu a força de que precisava para combater o câncer.

Nossos limites são um reflexo de quem somos e do que precisamos — e como esses dois fatores estão em movimento, nossos limites também precisam se mover. Isso não significa que devemos deixar que outras pessoas os removam, mas que temos que refletir regularmente sobre o que precisamos perguntando-nos qual é o formato exato de nossa peça de quebra-cabeça em cada momento, e realizar os ajustes necessários. De vez em quando, fazer isso pode até ajudar outros a encontrar o formato de suas próprias peças de quebra-cabeça e encaixá-las no lugar.

Quarto segredo: Você nunca está sozinho

Como observei no capítulo 14, o dr. Milton Erickson iniciou um grupo de hipnose em minha sala de estar no fim dos anos 1950. No começo, eu adorava ser a anfitriã; depois de anos me sentindo deslocada em Ohio, eu estava feliz por estar no centro da ação no Arizona. Mas, com a aproximação do fim da gravidez de meu primeiro filho, eu precisava descansar, e as discussões exaltadas sobre a natureza da consciência até tarde da noite, toda terça-feira, estavam começando a me incomodar. Eu já não participava das conversas, só queria dormir. Uma noite, eu disse a Bill e a Milton:

— Chega. O grupo de discussão precisa encontrar uma nova casa.

Eu estava grávida e cansada, então não fui muito delicada ao expressar meu desejo.

Eles resmungaram um pouco — acho que Bill também gostava de exercer um papel central nas discussões importantes que estavam acontecendo, e Milton queria que tudo continuasse como sempre havia sido —, mas logo depois eles encontraram um lugar mais formal para receber o grupo. A mudança levou a uma discussão mais profunda sobre os objetivos do grupo no longo prazo, o que incentivou os membros principais a formar a Sociedade Americana de Hipnose Clínica (ASCH). Até hoje, a ASCH é a maior organização de profissionais da saúde e da saúde mental que trabalham com hipnose em ambiente clínico.

O limite que estabeleci era parte da jornada de minha alma; naquele momento, eu precisava mais cuidar do bebê que crescia dentro de mim e preparar meu corpo para o nascimento do que ouvir os longos debates sobre o inconsciente. Mas isso também era parte da jornada de alma de Milton, bem como das jornadas das outras almas que seriam afetadas pelo trabalho da ASCH nas décadas que se seguiram. Minha decisão criou uma crise temporária a respeito do lugar onde o grupo iria se reunir, mas foi benéfica. É assim que limites bem delimitados funcionam: eles contribuem para o bem do todo.

Estabelecer limites nem sempre é fácil. Naquela situação, não gostei de ser a esposa grávida reclamona, assim como Bill e Milton não gostaram de ser postos para fora de sua zona de conforto. Quando estava bem-disposta, conseguia usar um pouco de humor para amenizar o golpe.

A situação chegou a um ponto crítico em Ohio quando constatei que mal conseguia ir ao mercado sem ser abordada por pessoas com queixas de saúde. Numa manhã de sábado, estava fazendo compras com todos os quatro filhos a reboque — Bill estava fora; eu, exausta e impaciente; e as crianças, particularmente agitadas. Uma paciente me viu no corredor dos biscoitos e foi diretamente ao encontro do meu carrinho. Suspirei, pensando *lá vamos nós de novo*.

Para meu espanto, Yvonne não me abordou com uma queixa fácil e superficial — começou a falar sobre uma infecção ginecológica que começara havia algum tempo, incluindo todos os detalhes em alto e bom som. Estávamos nos anos 1940 e, embora eu não tenha nenhum problema em discutir ginecologia com minhas pacientes na clínica, o corredor me pareceu um lugar estranho para isso. Meus meninos mais velhos estavam se atracando no chão, mas os dois menores estavam sentados no carrinho, ouvindo todos os detalhes de olhos arregalados.

Quando ela começou a detalhar fluidos corporais, percebi que meu filho mais velho parou para prestar atenção. Não aguentei.

— Yvonne, por que não se deita aqui agora — falei, apontando para o chão do supermercado — e abaixa a calcinha? Vou ficar feliz em examinar você.

Abri um sorriso dócil para minha paciente, disposta a cumprir a promessa, e peguei a bolsa como se procurasse os instrumentos. Os dois meninos interromperam a briga — conheciam aquele tom de voz e sempre ficavam com a orelha em pé ao ouvirem uma palavra escandalosa como "calcinha".

Yvonne ficou vermelha.

— Aqui? — perguntou ela, olhando em volta.

— Ou você pode marcar uma consulta para segunda-feira — propus, como se fosse uma ideia igualmente boa.

— Ah! Ah, sim, acho que vou fazer isso.

— Vejo você na segunda-feira, então — falei enquanto empurrava o carrinho em direção ao próximo corredor com meus dois filhos mais velhos chocados e soltando risinhos atrás de mim e os dois mais novos alegres no carrinho.

Gosto de pensar que o humor deu um ar mais leve ao limite que estabeleci — e, pelo menos, marcou uma ocasião que meus quatro filhos jamais esqueceriam.

Penso que parte do motivo pelo qual as pessoas eram tão cordiais comigo naquela cidade era porque eu dava a meus pacientes o que precisavam. Nem sempre eu podia resolver seus problemas, mas me tornei uma presença constante em suas vidas. Deixei de ser totalmente rejeitada para estar tão presente que tive que começar a estabelecer limites para sobreviver.

O que oferecemos à comunidade é tão importante quanto o que recebemos. É fácil esquecer isso; muitos de nós tendemos a pensar primeiro no que podemos ganhar. Mas ganhamos muito ao oferecer o que temos e compartilhar. Então como começar? Como dar o melhor de nós mesmos, contribuindo para a força vital coletiva em qualquer situação?

23

O PODER DA ESCUTA

A conexão com Margaret foi um dos fatores que me ajudaram a atravessar aqueles anos longos e movimentados em Ohio. Ela morava em Pittsburgh, a 2 horas de distância, o que era uma bênção. Também criava filhos pequenos e trabalhava em horário integral em assistência médica. Treinara como enfermeira na Johns Hopkins e, como todos os filhos da família Taylor que haviam entrado para a medicina, estava interessada em promover a visão de nossos pais sobre saúde e bem-estar. Tínhamos muitas coisas em comum para nos unir.

Nós nos víamos sempre que podíamos e púnhamos nossos filhos para brincar juntos, então começávamos a falar. Eu trazia uma energia intensa e ideias renegadas, e ela trazia uma sensibilidade tranquila e delicadeza pura. Minha irmã mais velha foi a amiga mais amável e afetuosa que já tive. Às vezes eu ficava exaltada, e ela apenas me encarava com seus grandes olhos azuis, à espera de que eu me acalmasse, enquanto ela escutava. Entre um encontro e outro, ligávamos bastante uma para a outra. Eu falava, e ela me ouvia; depois ela me contava o que estava acontecendo, enquanto eu retribuía o favor.

Eu passava muito tempo escutando pacientes, um após o outro. Realmente prestava atenção no que tinham a dizer, não apenas sobre seus males físicos, mas sobre as dificuldades que enfrentavam na vida. Muitos deles, principalmente as mulheres, nunca haviam encontrado alguém que vissem como uma figura de autoridade para ouvi-los. De início, tinham dificuldade de expressar suas verdades; mas, à medida que se sentiam mais confortáveis comigo, as coisas começavam a fluir.

A habilidade de escutar sempre foi útil para mim porque muitas vezes é o melhor jeito de começar a interagir positivamente com a comunidade. Escutar de verdade nos ajuda a entender as perspectivas e as dificuldades uns dos outros. Quando escutamos uma pessoa, ela se sente menos sozinha — e nós também. Esse é um dos atos mais importantes que podemos fazer por aqueles à nossa volta.

Margaret e meu irmão mais velho, Carl, entendiam a importância da escuta. Depois de uma infância saudável me ensinando a dar um murro e implicando comigo por ser um *dhamar dhol* ("balde desajeitado" em hindustani, uma ofensa dirigida a meus braços e pernas desengonçados), Carl ingressou na Harvard Medical School. Praticou medicina no Panamá e na Índia, e então retornou aos Estados Unidos para fundar a disciplina acadêmica de saúde internacional por meio de seu trabalho inovador na Johns Hopkins. Um de seus muitos projetos, o Future Generations, consistia em trabalhar com comunidades locais para melhorar os parâmetros de saúde de mulheres que davam à luz em províncias rurais do Afeganistão. Tínhamos ambos mais de 80 anos quando ele me ligou e perguntou se eu gostaria de ajudá-lo.

— O problema, *Dhamar*, é que essas mulheres não falam com ninguém sem a permissão dos maridos; e, mesmo quando têm permissão, ficam meio quietas. Precisamos conversar e entender como elas estão dando à luz para descobrir o que está sendo feito errado. O índice de mortalidade infantil-maternal é chocante em algumas dessas comunidades, e tenho certeza de que há mais do que apenas problemas de saneamento e pobreza em jogo. Você sabe escutar, então talvez elas falem com você.

Aceitei, e logo depois estava num voo para o Afeganistão. Como os partos eram feitos em grande parte por mulheres, eu e minha colega, a dra. Shukria, nos dirigimos a várias vilas e convidamos duas mulheres de cada uma para participar do programa de residência. Fazê-las se inscrever não foi fácil — na verdade, quando pedíamos para conversar com elas, muitos maridos não deixavam. Quando sugeríamos que, então, enviassem as sogras, eles concordavam prontamente.

Durante uma semana, moramos todas juntas numa casa e passamos a nos conhecer. Minha colega e eu pedimos às mulheres para nos contar suas histórias de parto a fim de tentarmos identificar o problema. Escutá-las foi uma experiência forte, pois muitas nunca haviam tido uma chance de falar sobre os desafios associados à gravidez e ao parto, e suas histórias nunca haviam sido ouvidas, mesmo por outras mulheres das comunidades. Ao escutar, nós passávamos a mensagem de que elas eram importantes e que cada uma daquelas histórias também era.

Depois que as mulheres começaram a falar, foi fácil entender o que estava acontecendo; algumas delas conseguiram até descobrir sozinhas. A prática do jejum durante o trabalho de parto deixava-as fracas e tornava mais difícil — às vezes impossível — empurrar os bebês durante o processo. O corte do cordão umbilical sem esterilização expunha as crianças a infecções. Mudanças práticas simples podiam ser implementadas para reduzir o índice de mortalidade. Como nós havíamos escutado as mulheres, elas se dispuseram a nos escutar.

A dra. Shukria e eu fornecemos instruções simples sobre higiene, nutrição, anatomia etc., depois as enviamos de volta para as vilas para divulgar as informações na comunidade. Quando têm um conhecimento, as mulheres ensinam umas às outras.

Semanas depois, as orientações se espalharam pelas áreas rurais por meio de uma rede de comunicação comunitária já existente. Tudo o que precisamos foi que as mulheres falassem e que as outras as ouvissem.

Almas bondosas como Carl, a dra. Shukria e os milhões de trabalhadores de ajuda humanitária internacionais que levam assistência médica a lugares distantes do mundo nos mostram que a coisa mais importante a oferecer aos outros é, muitas vezes, nossa presença. Nossa primeira função no Afeganistão foi escutar, não consertar. Acredito que dar àquelas mulheres um espaço seguro para falar sobre suas experiências no início do processo foi tão importante quanto a educação e os recursos que demos a elas mais tarde. Tivemos que confiar que escutá-las era importante.

Em troca, elas tiveram que confiar que o que tinham a dizer era importante também. A maioria nunca tinha conversado sobre seus partos. Muitas nunca haviam falado abertamente sobre os filhos e as gestações que haviam perdido ao longo dos anos, sobre as amigas que haviam visto morrer no parto, ou logo depois, e sobre as enfermidades — como lacerações perineais não tratadas e fístulas. Não sabiam que as informações que tinham eram valiosas para nós e para a comunidade como um todo.

Apesar disso, as mulheres que conheci no Afeganistão eram perfeitamente esclarecidas sobre comunidade sob muitos outros aspectos. Notei que contavam umas com as outras. Trabalhavam juntas, cozinhavam juntas, compartilhavam e pediam umas às outras itens de que precisavam. Elas me receberam bem, embora não compartilhássemos a língua, a cultura, o nível de instrução nem o conforto econômico. Nós nos apoiamos em outros pontos em comum: a maternidade, o parto e nossos papéis como avós ao criar a geração seguinte. Chegamos com o que tínhamos, encontramos pontos em comum e criamos uma nova comunidade juntas.

Ao fim da semana, fiquei particularmente impressionada com o poder do que havíamos construído quando algumas mulheres me convidaram para um dia de passeio nas montanhas. Foi uma viagem longa em lombo de burro e, embora eu ainda seja bastante resistente, aos 86 anos estava preocupada com como meu corpo lidaria com o balançar ao longo do caminho. Uma das mulheres viu que eu estava com dificuldade de me manter ereta e quis ajudar. Ela se aproximou e me segurou pelo único equipamento que eu usava no momento: meu sutiã. Lá fui eu, montanha acima, com um grupo de mulheres afegãs, um burro e aquela mão segurando firme a alça de meu sutiã.

Em comunidade, é assim que apoiamos uns aos outros: como podemos. Quando tentamos ajudar uns aos outros com o que temos, recebemos sumo. Quando recebemos conexão abertamente, sem medo, não há montanha que não possamos subir — com burro, alça de sutiã e tudo mais.

Alinhar a força vital com a comunidade dessa forma tem um efeito profundo e nos abre para possibilidades que talvez nunca tenhamos considerado. A vida em si se manifesta para nos apoiar por meio da comunidade. Quando mais precisamos, ela envia ajudantes, ou anjos humanos, para nosso resgate.

24

ANJOS EXISTEM

O Deaconess Hospital é uma instituição pioneira: fundado em 1888, foi o primeiro hospital geral em Cincinnati, Ohio. Mas, quando iniciei meu internato ali, quase 60 anos depois, nenhuma médica mulher havia feito parte da equipe ainda. Sempre soubera que teria que criar meu próprio caminho enquanto mulher na medicina, assim como minha mãe. Mas, como a maior parte de minha experiência provinha da escola de medicina apenas para mulheres, e como as mulheres estavam sendo bem recebidas em certas áreas da força de trabalho em tempo de guerra, eu esperava ser bem recebida como primeira médica em Deaconess.

Essa esperança foi por água abaixo no primeiro dia. Não havia lugar para eu ficar quando estava de plantão; portanto, embora os médicos homens recebessem um quarto para dormir, eu tinha que levar um travesseiro e uma coberta e descansar na mesa de raio X. Estava empolgada com o internato porque este incluía vários meses na obstetrícia, mas passei vários outros meses em cirurgia ortopédica. Foi quando me deparei com um problema real porque o residente-chefe do departamento de cirurgia, que seria meu chefe durante aqueles meses, parecia já ter decidido que não gostava de mim.

Essa foi uma das primeiras vezes, mas não a última, que enfrentei discriminação de gênero na medicina. O residente-chefe deixou claro que achava que mulheres não deveriam ser médicas — principalmente as grávidas. Eu estava casada com Bill havia alguns meses quando iniciei o internato, e estávamos ávidos para começar a ter os seis filhos que havíamos planejado. Quando a primeira gravidez começou a aparecer, o residente-chefe tornou sua opinião conhecida. Marcou uma cirurgia para mim às sete e meia da manhã, o que significava que eu não comeria nada antes porque a cafeteria só abria às oito. Depois notei que ele estava me encarregando dos procedimentos cirúrgicos ortopédicos mais demorados e difíceis. Meu enjoo matinal se tornou mais intenso, e eu fazia de tudo para esconder o quanto me sentia mal. Em troca, ele parecia estar fazendo de tudo para deixar minha vida mais difícil, chamando-me pelo interfone para qualquer problema pequeno ou tarefa que surgia, assegurando que eu quase nunca tivesse tempo de descansar a cabeça ou mesmo os pés.

Ao perceberem isso, algumas enfermeiras me apoiaram. Foi o que fez também uma mulher amável chamada Lucille, cujo trabalho era limpar o chão à noite. Ela era tão gentil que chegou a me acobertar certa vez quando me escondi no armário para vomitar numa bandeja de aço usada para guardar ferramentas cirúrgicas. O residente-chefe havia me chamado pelo interfone logo após o enjoo, e entrei em pânico, sem saber como iria limpar aquilo a tempo de responder. Quando abri a porta do armário, me deparei com Lucille. Ela insistiu para que eu a deixasse limpar e fosse atender ao mais recente capricho do supervisor.

Eu me mantive firme no hospital, resistindo ao máximo. À medida que o residente-chefe se tornava cada vez mais agressivo em sua antipatia, continuei a fortalecer minha resolução: não apenas terminaria o internato, como mostraria a todos eles que as mulheres — mesmo as *grávidas* — eram tão capazes quanto os homens de praticar medicina.

De repente, a escala — divulgada toda semana numa lousa no andar da cirurgia — começou a agir a meu favor misteriosamente. Meu nome aparecia ao lado de cirurgias mais breves programadas para horários mais razoáveis.

Um dia, o residente-chefe me confrontou num corredor, furioso.

— Por que você está mudando a escala? — interpelou.

— Não estou fazendo nada — respondi.

Era verdade. Não tinha a menor ideia de quem estava mudando a lousa. Senti como se o universo estivesse respondendo às minhas preces. Não estava surpresa, mas fiquei agradecida. Alguém se importava comigo e estava cuidando de mim, mesmo que eu não soubesse quem era.

Muita gente já experimentou esse mesmo sentimento. Anos depois de meus pais se mudarem para a Índia, a irmã mais nova de meu pai, Belle Taylor, inspirada por minha mãe, ingressou na escola de medicina osteopática. Como não era casada, tia Belle era chamada de "solteirona". Apesar disso, e do fato de que aqueles eram os anos 1920, ela foi para a Índia a fim de iniciar o próprio trabalho missionário. Com o tempo, deixou a missão e acabou se instalando a algumas horas de distância de meus pais, onde fundou e administrou um orfanato independente.

Fiz uma viagem para visitar meus pais em 1969 e fui ver tia Belle no orfanato. Muitas crianças estavam trabalhando num projeto grande, fazendo tijolos de barro e pondo-os ao sol para secar. Perguntei para que eram os tijolos, e ela explicou que o objetivo era construir um novo estábulo. O orfanato estava sempre com pouca comida para alimentar muitas bocas famintas, e tia Belle decidira que uma boa vaca leiteira poderia ser a resposta para o problema.

— Mas vocês não têm uma vaca — falei devagar, olhando em volta para ter certeza de que não estava errada.

— Ainda não, não temos. Mas é assim que a fé funciona. Pode apostar, se construirmos um estábulo, o Senhor vai ver que é preciso enviar uma vaca para as crianças.

Ao longo de várias semanas, as crianças fizeram tijolos e construíram o galpão. Quando a argamassa secou ao sol, ainda não havia nenhuma vaca. Então elas criaram um comedouro, encheram-no de feno e esperaram.

Alguns dias depois, uma vaca apareceu passeando no quintal com as tetas pesadas de leite. Ela farejou o feno e foi direto para o galpão! Tia Belle caiu de joelhos para agradecer ao Senhor por enviar um milagre como aquele. Minutos depois, ela se levantou e voltou ao trabalho. Estava grata por a vaca ter aparecido, mas nem um pouco surpresa.

Quando desenvolvemos uma relação de dar e receber com o mundo, começamos a encontrar apoio em quase todo lugar para onde olhamos. Emanamos energia boa e logo a recebemos de volta. Assim como tia Belle, podemos passar a contar com isso. Ao criar e fortalecer uma comunidade, podemos confiar que ela vai estar presente em nossos momentos difíceis. Isso exige fé — mas não necessariamente do tipo espiritual ou religioso. Quer ponhamos a fé em algo mais elevado, como tia Belle fez por toda a vida, quer em nós mesmos e em nossa capacidade de criar uma estrutura social de apoio, nossos esforços para criar uma comunidade contribuem para a força vital coletiva, o que permite que o universo se manifeste para nos apoiar como resposta.

A fé inabalável de tia Belle de que o Senhor a apoiava teve um efeito enorme sobre mim — assim como a fé de minha mãe e meu pai. Fui criada por adultos que davam sua energia à comunidade e esperavam o mesmo em troca. Esses exemplos me tornaram uma pessoa que vê o mundo como algo do qual sou parte integrante e no qual, portanto, posso confiar por completo.

Quarto segredo: Você nunca está sozinho

Quando Bill e eu estávamos na escola de medicina, não tínhamos um tostão. Mas queríamos receber as pessoas em nossa casa de recém-casados no Dia de Ação de Graças, então convidamos amigos do hospital.

No Dia de Ação de Graças, fomos todos assistir a uma partida de futebol americano. Depois, planejávamos levar os amigos para casa para a refeição do feriado. No intervalo, confessei à minha amiga Alice: eu não havia cozinhado nada! Não tínhamos dinheiro para fazer uma compra de mercado a mais, então falei para Bill fazer uma prece e torcer pelo melhor. Ele balançou a cabeça, mas confiou em mim: quando eu tinha um pressentimento de que as coisas se resolveriam, quase sempre estava certa. Como último recurso, planejei servir sanduíches de manteiga de amendoim.

Quando terminei de explicar, Alice me olhou horrorizada.

— Sanduíches de manteiga de amendoim? — repetiu ela.

Mas eu sorri porque achava que não chegaria a esse ponto. No fundo, acreditava firmemente que algo aconteceria.

Quando voltamos para casa, ainda estávamos à espera de um milagre. Ao abrir a porta da sala de jantar, vi uma refeição inteira de Ação de Graças posta sobre a mesa: recheios, purê de batatas, molhos e um peru assado no centro, tudo em minhas melhores louças. Alice olhou e riu.

— Eu sabia que você estava brincando, Gladys! — disse ela.

— Eu não estava. Não sei de onde veio isso! Estou falando sério!

Foi quando notei um bilhete sobre a bancada. Era de nossos vizinhos do andar de cima. Eles haviam preparado o jantar e estavam prestes a comer quando foram informados sobre uma emergência familiar, então tiveram que ir às pressas para o aeroporto. Não queriam desperdiçar a comida, então a haviam trazido para nós.

Embora a emergência familiar que os levou para o aeroporto fosse uma coincidência, o fato de terem escolhido nos doar a refeição não era. Conhecíamos os vizinhos e éramos amigos. Eles sabiam que éramos recém-casados com dificuldades e sem muitos parentes por perto, e suponho que gostavam de nós. A fé foi o que me permitiu assistir àquele jogo de futebol americano sem nenhuma preocupação: não apenas fé que o universo cuidaria de mim, mas fé que eu criara as condições certas para que o universo fizesse isso. A verdade é que eu teria me orgulhado em servir sanduíches de manteiga de amendoim: era o que tínhamos e seria o bastante. Mas, ao me conectar com o poder da comunidade em todos os níveis, abri espaço para que um milagre acontecesse — e aconteceu.

Se você sente que não tem apoio das pessoas à sua volta, talvez valha a pena perguntar a si mesmo: você as está apoiando de verdade? Está contribuindo para a força vital coletiva ou apenas se beneficiando dela? Consegue manter limites em relação a onde põe sua atenção e ainda encontrar um amigo em todos? Está oferecendo alegria e positividade ao mundo? A comunidade pode confiar em você?

Se a resposta a qualquer uma dessas perguntas for "não", como pode esperar que a força vital coletiva apoie você em troca?

A comunidade envolve uma relação de dar e receber. Por meio das conexões individuais, criamos nossa rede de apoio — que funciona em todos os níveis. Atestei muitas vezes que, quando nos comprometemos com nossa própria força vital e a nutrimos por meio da comunidade, anjos aparecem para nos auxiliar ao longo do caminho. É como se a própria vida se manifestasse para nos apoiar.

O que aconteceu foi que um desses anjos estava reorganizando os nomes na escala do Deaconess Hospital. Não pensei muito sobre as mudanças na lousa; só sabia que devia ter tratado bem uma pessoa e ela estava me tratando bem em troca (ou, assim como tia Belle, eu podia considerar aquilo uma bênção do Senhor). Honestamente, estava cansada e sobrecarregada demais para dar muita atenção àquilo, então pensei apenas *obrigada* e tentei usar o sono extra para me ajudar a atender melhor os pacientes.

Até que, uma noite, já era tarde quando fui chamada para assistir um paciente. Levantei-me da mesa de raio X, tirei o travesseiro e a coberta dali e abri hesitante a porta para o corredor. Foi quando me deparei com Lucille em pé em cima de cadeira, ao lado da lousa. Ela estava cuidadosamente apagando meu nome escrito ao lado da cirurgia das 7h30 e substituindo-o pelo de outro interno.

Voltei de mansinho para a sala de raio X sem que ninguém me visse — era óbvio que ela queria fazer aquilo em segredo, pois, se fosse apanhada, provavelmente seria demitida por justa causa. Em silêncio, fiz uma pequena prece para que alguém lhe demonstrasse a mesma bondade. Um minuto ou dois depois, abri a porta de novo e a vi empurrando o carrinho de limpeza no fim do corredor como se nada tivesse acontecido.

Daquele dia em diante, passei a tratar Lucille ainda melhor, com toda a bondade e respeito que ela merecia, e prometi a mim mesma que, se houvesse alguém que eu pudesse ajudar da mesma maneira, eu o faria.

Quando contribuímos positivamente para a força vital coletiva, nossa força vital individual se beneficia. Encontramos um propósito e um sentido maiores nos dias. Entendemos não apenas que somos parte de um todo maior, mas *como* somos parte desse todo. Nós nos alinhamos com nosso propósito de vida.

Prática: Tecendo a vida juntos

1. Pense em amigos, colegas de trabalho, família e vizinhos — as pessoas com quem você tem bastante contato. Reflita: *Como minha comunidade está funcionando? O que não está funcionando?* Você sente que há um senso de conexão? Vocês realmente contam uns com os outros?

2. Tente se lembrar dos momentos em que se sentiu respaldado pela comunidade. Pode ser em algo simples, como ter sido ajudado em uma tarefa doméstica, ter tido um ombro amigo para chorar ou ter recebido uma carona até o mecânico. Como você se sentiu?

3. Agora permita-se recordar os momentos em que você ofereceu seu tempo e apoio aos outros. Pense em uma pequena ação que levou alegria para alguém. Lembre-se de como você se sentiu ao ver o sorriso dessa pessoa.

4. Em seguida, pergunte a si mesmo: *quais são as relações que precisam de meu amor e cuidado?* Você pode pensar no amor como círculos concêntricos que irradiam de seu coração. Quem você poderia chamar ou com quem poderia se conectar? Quem poderia perdoar? Quais são as relações que merecem limites mais bem estabelecidos? Como fazer para encontrar um amigo em todos — mesmo em alguém de quem você não gosta? Como enriquecer as relações e tecer a vida em comunidade de modo mais coeso?

5. Entrelace os dedos das mãos diante de si, como algumas pessoas fazem ao rezar, e lembre-se que seu amor é sua prece mais profunda e a expressão mais verdadeira da vida. Permita que suas mãos se conectem. Você pode entrelaçar os dedos assim sempre que precisar lembrar a si mesmo do amor daqueles à sua volta.

QUINTO SEGREDO

Tudo é uma lição

25

SEMPRE HÁ UMA LIÇÃO

Olhar para a vida é um processo. Pode levar anos, até décadas, para entendermos por completo a nós mesmos e nosso papel no mundo. Trata-se de um caminho trilhado passo a passo — escolhas minúsculas para nos renovarmos a cada dia. Podemos perguntar a nós mesmos: *como vou lidar com isto? E com aquilo? Onde está a oportunidade de aceitar o que a vida me deu e fazer o melhor com isso? Como posso me abrir a essa oportunidade, mesmo que me assuste e me leve ao limite?*

Vivemos o melhor da vida quando a abordamos com curiosidade e desejo de aprender com tudo. Acredito que isso faz parte do objetivo da vida — aprender, crescer, evoluir por meio de experiências. Sem dúvida, tiramos maior proveito da vida quando extraímos lições ao longo do caminho. Quando temos coragem de procurar, a vida sempre nos presenteia com novos ensinamentos.

Mas ter coragem é, muitas vezes, o maior desafio.

Décadas atrás, aos 69 anos, estava no quintal tarde da noite. Morava a mais de uma hora de Phoenix, e as estrelas iluminavam o céu de horizonte a horizonte, destacando o relevo dos cactos.

Os saguaros se erguiam, firmes, com os braços espinhosos estendidos em ângulos retos, enquanto *ocotillos* delgados lançavam seus muitos ramos ao céu estrelado. De robe, com um par de chinelos surrados e os braços erguidos, eu meio que demonstrava minha desaprovação em relação ao destino. Eu me sentia abandonada, traída e esquecida, como um casaco antigo largado no guarda-roupa. Fiquei ali me lamentando, incrédula, com a cabeça inclinada para trás enquanto uivava para o céu.

Passara o dia inteiro com os chinelos de Bill, grandes demais para mim. Embora sempre tenha tido pés grandes, eles matraqueavam como jogos de fliperamas naquelas velharias. Mesmo assim, eu os arrastava de um lado para o outro pela casa, batendo as solas contra o piso ladrilhado. Queria saber como era andar com os chinelos dele. Queria entender o que estava acontecendo em sua alma para levá-lo às escolhas que fizera, revirando minha vida e me causando uma dor tão agonizante.

Essa foi sem dúvida a fase mais difícil de minha vida. Vou contar mais daqui a pouco. Primeiro, quero ter certeza de que você entende: não tenho a ilusão de que o quinto segredo seja fácil. Não acho que procurar lições na vida — em especial quando nos sentimos injustiçados, sem sorte ou totalmente *irados* — seja algo simples de se fazer. É um compromisso. Exige disciplina. É óbvio que vamos vacilar, cair e errar ao longo do caminho.

No entanto, essa é uma das atitudes mais importantes que podemos tomar em nossa jornada de alma. Quando se torna um hábito, pode até ser prazeroso; os momentos mais difíceis da vida ainda vão doer, mas tentar aprender algo nos ajuda a processar com mais facilidade os desafios menores. Quando olhamos para a vida, percebemos que, em troca, ela está olhando para nós. Está sempre tentando nos mostrar algo. Está se comunicando por meio de eventos, pessoas e ideias que aparecem, oferecendo-nos uma oportunidade de gratidão.

Quinto segredo: Tudo é uma lição

Você está escutando?

Vamos começar com um exemplo desafiador, mas menos arrasador. Alguns anos atrás, décadas depois de eu me arrastar pela casa com os chinelos de Bill, tomei a difícil decisão de parar de dirigir. Sempre gostara de conduzir; para mim, simbolizava a independência, isso desde meu primeiro Model A Ford, que eu dirigi durante os anos da faculdade (já era furreca na época, mas eu o adorava). Mas, à medida que me aproximei da marca do centenário, minha visão começou a deteriorar. Tenho estes olhos há mais tempo do que a maioria das pessoas, e eles simplesmente não foram feitos para durar para sempre.

Parei de dirigir porque a vida me sinalizou que era o momento certo. Um dia, quando estava dirigindo por um caminho conhecido, em Scottsdale, subi num meio-fio. Era uma motorista cuidadosa, então aquele tipo de erro era incomum. Eu simplesmente não tinha enxergado. Naquele momento, soube que era hora de tomar uma decisão. A opção A era fingir que nada tinha acontecido ou que não importava. A opção B era entregar as chaves. Pensei em meus bisnetos andando de bicicleta e brincando na rua, nos vizinhos e amigos passeando com seus cães e nos milhares de outros motoristas que eu não conhecia, mas que tinham tanto direito quanto eu de estar vivos. Entreguei as chaves.

Se não fosse aquele meio-fio, talvez eu não tivesse parado de dirigir. Aquilo foi um sinal de que eu precisava fazer uma mudança. Subir no meio-fio foi uma lição de vida, e tive sorte de dar ouvidos e entender.

Ando à procura de lições de vida pelo mundo durante quase toda minha vida. É por esse motivo que meu quinto segredo é: *Tudo é uma lição*. **Quando as procuramos, paramos de focar o sofrimento e prestamos atenção na vida.** Tudo se torna um professor. Encarar a vida por essas lentes nos ajuda a torná-la orgânica. Essa postura nos chama a nos envolver e interagir com tudo — tudo *mesmo* — que aparece pelo caminho.

Digo que tive sorte de entender a lição que o meio-fio estava me dando porque, caso contrário, uma lição com consequências muito maiores poderia ter aparecido, talvez com danos a mim ou a outra pessoa. Deb, uma de minhas pacientes, teve uma experiência semelhante com sua saúde. Estava tendo um dia normal, quando de repente perdeu a audição de um lado. Horas depois, ainda não conseguia ouvir. Ela ficou assustada e foi a um pronto-socorro. Os médicos não souberam explicar o que havia acontecido, então pediram uma ressonância magnética.

Quando Deb saiu da máquina de ressonância magnética, os médicos pareciam preocupados. Ela estava tendo um aneurisma. Teve uma sorte incrível por já estar no hospital, cercada de especialistas. Se não fosse a perda de audição repentina, ela poderia não ter sobrevivido. Foi o que permitiu a ela encontrar gratidão pela surdez momentânea — aquele sintoma indicara que algo estava errado e provavelmente salvara sua vida. Deb estava agradecida por a vida tê-la enviado ao hospital, assim como eu fiquei grata por ter subido no meio-fio.

Ultimamente, soube de algumas problematizações a respeito da gratidão. Em alguns casos, a ideia de focar o positivo pode ter um efeito negativo, o que é hoje chamado de *positividade tóxica*. Soa como uma negação. Embora a expressão *positividade tóxica* seja relativamente nova, a ideia é antiga.

Um dia, não muito tempo antes de eu calçar seus chinelos, Bill e eu conversávamos na cozinha, quando ele ficou chateado comigo por eu dizer que algo era "maravilhoso" (talvez tenha sido um sinal do rumo que a vida tomaria).

Ele me olhou e jogou as mãos para o alto exasperado.

— Por que você diz que tudo é maravilhoso? "Isso é maravilhoso, aquilo é maravilhoso." Como tudo pode ser maravilhoso o tempo todo? As pessoas ficam incomodadas ouvindo você dizer isso. Talvez não achem que essas coisas são tão maravilhosas assim. Talvez você esteja negando o que as coisas realmente são.

Fiquei surpresa com o comentário, então demorei um instante para responder. Há muito tempo considero o otimismo uma de minhas melhores características.

— Bem — comecei devagar —, porque tudo *é* maravilhoso. É a parte em que eu foco. Tento achar o que há de maravilhoso, então é isso que acabo enxergando.

Bill balançou a cabeça contrariado.

Pensei muito nessa conversa e, se eu pudesse voltar, responderia diferente:

O verdadeiro otimismo não é tóxico porque focar o positivo não significa negar o negativo. Não quer dizer que nos dissociamos da dor, seja física, seja emocional, nem que fingimos que tudo está bem quando não está. Apenas, mesmo na dificuldade, procuramos o que é maravilhoso. Sentimos a dor enquanto continuamos a procurar a lição e a ser gratos pelo ensinamento.

Procurar a lição nos permite acessar a gratidão mesmo nos momentos difíceis, como perder a audição ou renunciar à liberdade de dirigir. Na verdade, quase sempre são os momentos em que somos mais desafiados — pela dor, pela perda, pela decepção ou pela mágoa — que nos confrontam com os ensinamentos da vida.

Embora procurar lições nos permita nos conectar com o otimismo e acessar a gratidão, não deixa de ser uma tarefa desafiadora. Mas, mesmo que não possamos tornar isso *fácil*, será que existe um jeito de deixar *menos difícil?*

Podemos começar resistindo ao desejo de lutar.

26

PARE DE BRIGAR

Quando a vida se torna desafiadora, é fácil achar que o mundo inteiro está contra nós. Para aqueles que não se conectam pessoalmente com a ideia de uma ordem mística, pode parecer que eventos, pessoas e circunstâncias são provas de que não temos sorte — ou pior, para aqueles que veem a vida como divinamente planejada, são punições que provam nosso desmerecimento. Esses desafios incitam a resistência em nós.

No entanto, eles continuam a surgir durante toda a vida. Embora *o que* nos desafia e *o quanto* somos desafiados varie muito de pessoa para pessoa, e de comunidade para comunidade, ninguém — ninguém *mesmo* — escapa do fato de que a vida é dura. Precisamos apenas de uma pequena, mas fundamental, mudança de perspectiva: temos que parar de lutar para manter a vida de fora e passar a recebê-la de braços abertos.

Na infância, eu era uma lutadora. Era boa de briga e, depois que repeti o primeiro ano, tive muitas oportunidades de praticar. Meus irmãos mais velhos haviam me ensinado a lutar, enquanto Margaret e Gordon assistiam de olhos arregalados, e usei minhas novas habilidades para proteger a mim e a minha família ferozmente. As outras crianças reagiram me hostilizando por quase tudo relacionado à vida da família Taylor, como as temporadas empoeiradas no campo e o compromisso de meus pais de trabalhar com pessoas que a sociedade desprezava. Mesmo na Índia, tivemos experiências de vida que não eram nada comuns e, por mais que eu adorasse minha infância, toda criança quer se sentir incluída.

Um dia, a filha de um diplomata implicou comigo porque minha mãe trabalhava com meu pai. Claudia Knowles, com o cabelo loiro e fino amarrado em laços perfeitos e o sotaque britânico afetado, insistia que não era possível que minha mãe fosse médica.

— Com certeza ela é enfermeira. Todas as mulheres que têm *empregos* são enfermeiras — afirmava.

Sua voz tinha adquirira um tom de desprezo ao pronunciar a palavra *empregos*, como se ela estivesse descrevendo um rato ou uma barata.

— E a maioria das mulheres não é nem isso... São mães decentes que ficam em casa e recebem as pessoas para chás.

Não me lembro do que respondi, mas jamais vou me esquecer de seu olhar de espanto quando eu a esmurrei em cheio no nariz.

Logo eu estava me atracando com meninos no parquinho, revidando meninas depois da aula e acertando narizes britânicos ainda mais pontudos com o sólido gancho de direita que meu irmão Carl me ensinara. Uma menina, de cachinhos perfeitos, recebeu um desses murros depois de zombar das roupas que eu escolhia para vestir, para desgosto de minha mãe. Outras me chamavam de boba e entoavam canções malvadas para reforçar sua rejeição.

Até que acordei um dia e percebi que, fora meus irmãos, eu não tinha nenhum amigo. Isso foi em algum momento pouco antes da puberdade, mais ou menos na época em que a maioria das crianças passa a ter consciência de sua posição social.

De repente, percebi minha situação trágica. Fiquei deitada na cama pensando que, se não mudasse, não teria amigos a vida inteira. *Tenho que parar de brigar*, pensei comigo mesma. *Mas como?* Eu era tão obstinada quanto sou hoje, e não queria ser uma maria-vai-com-as-outras.

Comecei pensando nas pessoas que conhecia e me perguntei qual delas brigava menos. Talvez eu pudesse descobrir como ela fazia e tentar um jeito diferente.

A resposta me veio depressa: minha mãe. Ela *nunca* brigava. Com certeza não se atracava no chão; nem sequer discutia verbalmente. E não era uma maria-vai-com-as-outras! Conseguia fazer o que queria, e tudo sem brigar.

Pensei em como ela abordava cada situação com prazer e humor. Mesmo quando discordava de algo que alguém dizia, continuava curiosa em relação à pessoa e achava que talvez tivesse alguma outra coisa de valor a oferecer. Era sábia daquele jeito particular que as pessoas com profundo amor-próprio são: forte, mas flexível, como as peças de seda suave que eu via nas idas de minha família ao mercado.

Percebi que, se quisesse aproveitar a vida e me conectar com as pessoas ao redor, teria que parar de lutar com as crianças que implicavam comigo e interagir com elas de modo mais positivo. Teria que ser mais como minha mãe. Teria que me equipar com humor, sabedoria, autoestima e todas as outras armas que pudesse encontrar para enfrentar a animosidade das pessoas que me desafiavam, sem brigar.

Esse momento foi fundamental para mim. Desde então, criei conexões fortes, e a maioria das pessoas não acredita quando conto que houve um tempo em que eu tinha dificuldade para fazer amigos. Em retrospecto, mais de 90 anos depois, percebo que foi uma mudança de perspectiva que me afetou profundamente. Aprendi a parar de brigar não apenas com outras crianças, mas com *a vida*.

Quinto segredo: Tudo é uma lição

Deitada na cama, comecei a redirecionar minha energia para me envolver com a vida, em vez de brigar com ela, principalmente quando as coisas ficavam difíceis. Daquele momento em diante, comecei a deixar a vida me ensinar, mesmo quando eu discordava e até quando doía. Comecei a direcionar minha energia para encontrar o que cada desafio tinha a me ensinar, em vez de drenar a mim mesma ao me esforçar para mudar a situação. Assim, tornei-me mais forte, além de suave e flexível. Como seda. Como minha mãe.

Há muitas coisas na vida que não entendemos quando estão acontecendo. Na cama, naquele dia, pensei que estava resolvendo meu desafio social; sabia que era uma mudança importante em como pensar, mas não tinha a menor ideia do quanto. Aquela ideia simples — *parar de brigar* — se tornaria um dos maiores lemas de minha vida. Veio da dor. Veio da solidão, da rejeição e do medo de que nada fosse mudar. O processo para que eu a entendesse não foi alegre nem leve; eu me sentia tensa e sombria. Mas foi o momento em que tudo mudou para mim.

Essa é a verdade sobre muitos momentos na vida: são os desafios que nos impelem para a frente. Penso no dr. Milton Erickson, o grande psiquiatra e psicoterapeuta cujas pequenas reuniões em minha sala de estar se transformaram num orgulhoso consórcio de profissionais que aplicavam o hipnotismo terapêutico. O interesse de Milton pela consciência — o consciente e o inconsciente, e como estes atuam juntos — teve início nos longos meses que ele passou de cama lutando contra a pólio na adolescência. Ele experimentou suas teorias em si mesmo, usando a memória muscular armazenada no inconsciente para ensinar suas pernas paralisadas e atrofiadas a caminhar de novo. Na década anterior àquela em que nos conhecemos, ele lutou contra a síndrome pós-pólio e teve que voltar a testar suas teorias para permanecer em pé. Na época, essas experiências talvez não tivessem sido fáceis — sem dúvida, ele sofreu —, mas as lições sobre a mente e o sistema nervoso que aprendeu em sua investigação solitária o ajudaram a alcançar a grandeza. Levaram-no a um campo profissional que adorava, no qual ele criou um legado que se perpetua até hoje.

Milton aprendeu a olhar para o vírus que habitava em seu sistema nervoso e a perguntar o que ele tinha para ensinar sobre o poder da mente. Tive que aprender a olhar para minha falta de amigos e perguntar o que isso tinha para me ensinar. No final, era que eu precisava parar de brigar com a vida. Nossas experiências foram muito diferentes, mas a mudança de perspectiva que ocorreu foi a mesma: ambos tivemos que redirecionar nossa resistência e nos concentrar não no que havíamos perdido, mas no que tínhamos a ganhar.

Sem desafios, não estamos vivos de verdade. Eu me preocupo com o quanto os pais tentam proteger os filhos de obstáculos hoje em dia. Quando não deixamos as crianças se arriscarem e enfrentarem coisas que as assustam, nós as prejudicamos. Nós as isolamos do mundo real. Essa postura as mantém perpetuamente crianças e força os pais a desempenhar o papel de protetores para sempre. Claro que não devemos expô-las a tudo; a vacina contra pólio foi muito boa para o mundo, e mesmo minha mãe nos obrigava a usar sapatos para nos proteger de escorpiões e cobras. Mas um pouco de perigo faz bem.

Inúmeros caminhos espirituais se referem à conexão entre crescimento e sofrimento. Não podemos nos impedir de sofrer — e também não devemos impedir o tempo todo que nossos filhos sofram. As crianças precisam saber que podem crescer e se curar, e, para isso, precisam se machucar um pouco. O mesmo acontece com os adultos. Temos que usar nosso crescimento como exemplo de como redirecionar nossa energia de volta à vida depois de um período de dor.

Esse movimento é uma escolha que exige trazer à tona nosso eu mais superior — em especial nos momentos de sofrimento. Isso tem um efeito imenso sobre como experimentamos a vida, pois nos ajuda a voltar a nos envolver com o mundo, a dar o melhor de nós e a receber o melhor em troca.

Às vezes, essa escolha requer um grande esforço de nossa mente consciente. Então o que fazer quando a vida nos impõe um desafio tão grande que ficamos sem sumo para enfrentá-lo? É aí que deixamos outras partes de nossa consciência nos darem uma mão.

27

O PAPEL DOS SONHOS

Quando nos aliamos à mente consciente, ela se torna uma colaboradora valiosa. O pensamento positivo tem o poder de operar mudanças radicais em nossa vida e saúde. Mas, por mais que tentemos, nem sempre conseguimos vencer a resistência a desafios de imediato. É preciso tempo para que esse esforço vire um hábito e, mesmo então, os eventos repentinos e as circunstâncias repetidas que nos afligem às vezes tornam difícil lidar com nossa mente.

É por isso que os momentos em que enfrentamos os maiores desafios são alguns dos mais importantes para investigarmos nossos sonhos. Mesmo que você não possa fazer nada sobre os pensamentos conscientes, ainda pode ir dormir e ver o que acontece.

Os sonhos são importantes ao longo da vida. São o modo como o subconsciente, e muitas vezes até o inconsciente, fala conosco. Às vezes, seres poderosos, como guias e ancestrais que talvez tenhamos conhecido em vidas passadas, aparecem nos sonhos. Outras vezes, os sonhos nos mostram as respostas para problemas ou, pelo menos, nos ajudam a vê-los sob uma nova luz. Isso também vale no caso de você acreditar que os sonhos vêm de algum lugar ou de alguém. Independentemente de significarem ajuda do além ou simplesmente de recantos obscuros de nós mesmos, os sonhos podem ser de enorme auxílio.

Os sonhos servem como orientação há milhares de anos. No Antigo Testamento (ou Torá), José, filho de Jacó, é conhecido por ter sido guiado por sonhos. Eles ajudam xamãs de muitas culturas diferentes, e sua interpretação é uma parte dos fundamentos das vertentes freudiana e junguiana da psicanálise e da psicologia. Muita gente já teve sonhos sobre eventos futuros, inclusive o presidente Abraham Lincoln, que, de acordo com as histórias, sonhou com o próprio assassinato noites antes de acontecer. O uso de sonhos como fonte de sabedoria atravessa culturas, religiões e o tempo.

Sempre usei os sonhos para orientar minhas escolhas e decisões. Incentivo meus pacientes a fazer o mesmo. Isso não significa que devemos sempre interpretar os sonhos literalmente. É comum que os sonhos usem simbolismos para expressar ideias. Se você não é uma pessoa atraída por simbolismos quando está acordado, pode se sentir vulnerável ao tentar interpretar os sonhos. Talvez se pergunte "O que eu sei sobre interpretar sonhos?". O fundamental é entender que, como o sonho vem de *sua* mente (ou de seu guia, seu ser superior, seus ancestrais ou vidas passadas), *você* é a pessoa mais apropriada para interpretá-lo. Seus sonhos são criados para você, o que significa que os símbolos contidos neles muito provavelmente transmitem os significados pretendidos para você. Se você pensa que seu sonho significa algo, então deve estar certo.

Uma mulher assistiu a alguns workshops sobre saúde holística que fiz por algum tempo nos anos 1970. A história dela era dolorosa: flagrara o marido abusando de um de seus dois filhos. Ela divorciou-se de imediato, e o homem foi preso pelo crime, porém, um tempo depois, foi solto sem que ela soubesse e sequestrou os meninos. Quando nos conhecemos, fazia vários anos que ela não via os filhos. Não tinha a menor ideia de onde estavam. Na época, havia pouquíssimas maneiras de localizar pessoas que haviam fugido, então ela mais ou menos se resignara à ideia de que nunca mais veria os filhos.

Ela estava em uma situação extrema. Eu não estava disposta a sugerir que ela perdoasse o marido, "superasse" o sofrimento, tentasse se curar nem nada do tipo. Alguns acontecimentos são simplesmente tragédias, e não há como escapar.

Mas eu podia ajudá-la a vencer um dia de cada vez. Um dos sintomas mais preocupantes de seu sofrimento era que ela não conseguia dormir, uma vez que ficava tendo o mesmo pesadelo. Noite após noite, deparava-se com o ex-marido na cozinha em cima dos meninos. No sonho, ela pegava uma faca de carne para atacá-lo. Mas, no último momento, ele sempre segurava um dos filhos, e ela acabava esfaqueando a criança em vez do marido. O pesadelo a atormentava havia anos.

À medida que trabalhávamos a dor do que acontecera a ela e a seus filhos, a mulher percebeu que o sonho tentava lhe mostrar o que o ato de direcionar sua energia ao ex-marido estava fazendo: criando um ciclo de ódio, quando, na verdade, os meninos precisavam de amor. Ela passou a perceber que o ódio pelo ex--marido a estava consumindo. Tomava uma quantidade enorme de energia — que seria mais bem gasta em enviar amor aos filhos, que provavelmente também estavam enfrentando uma situação extrema. O ódio dela não podia ajudá-los, mas o amor, sim.

Não estou sugerindo que encontrei uma solução para ela; não foi o que aconteceu. Se eu pudesse ter mudado alguma outra coisa e trazido aqueles meninos para casa, sem dúvida o teria feito. Mas fiz a única coisa que tinha o poder de fazer: dei algum significado àquilo para a jornada de alma daquela mulher. Eu a ajudei a extrair uma lição de amor do que, visto por outro ângulo, era pura dor. Ela teve que procurar a lição; mas, quando o fez, encontrou, e isso a ergueu. Em parte, foi assim que conseguiu focar o amor que sentia pelos filhos. Isso não mudou o que ela sentia em relação ao que acontecera, mas mudou como ela dispendia sua força vital, que era exatamente o que seus sonhos estavam lhe pedindo para fazer. Ela direcionou sua energia para algo construtivo.

Muitos de meus pacientes receberam orientações desse tipo por meio de sonhos. Pessoas recebem orientação para seus propósitos, sua saúde e suas decisões. Os sonhos trazem clareza para questões que parecem grandes demais para a mente consciente lidar.

Então qual é o melhor caminho a seguir para receber orientação por meio dos sonhos?

Comece pedindo. Peça um sonho, e esteja pronto para recebê-lo. Lembre-se: não precisa ser algo espiritual ou sobrenatural se isso não funciona para você — pode ser simplesmente psicológico, como pedir a seu eu adormecido para lhe mostrar o que você ainda não entende.

Ao receber um sonho, procure os símbolos. O que significam para você? Alguém visitou você no sonho? Se sim, o que essa pessoa representa em sua vida? Com frequência, é a atmosfera do sonho que tem mais a nos mostrar — o conteúdo real do sonho pode não fazer nenhum sentido, mas o sentimento subjacente que o acompanha pode responder às nossas perguntas e nos ajudar a encontrar a perspectiva que buscamos.

Com o passar do tempo, essa perspectiva vai mudar. Isso é bom! Registrar os sonhos pode nos ajudar a encontrar o sentido deles mais tarde, e quanto maior for a frequência com que os registrarmos, mais nos lembramos deles; o simples ato de registrar os sonhos envia um sinal ao subconsciente de que vale a pena se lembrar deles. Use um diário ou gravador, ou mesmo faça uma arte, mas tente registrar os sonhos importantes que você tem. Esses métodos vão ajudar você a extrair mais significados das mensagens que recebe.

É uma boa prática a longo prazo. À medida que envelheço, constato que meus sonhos se tornam mais ricos. Mas é particularmente bom manter um registro quando nos deparamos com questões que nos afetam de forma repetitiva. Quer sejam questões físicas, quer sejam emocionais ou espirituais — ou, muitas vezes, as três —, todos nós enfrentamos desafios crônicos de algum tipo.

28

QUANDO INSISTIMOS NA DOR

Quando escolhemos procurar uma lição em tudo, aprendemos a confiar no processo, mesmo quando as circunstâncias parecem extremas. É um esforço que vale a pena. Se tivermos sorte, aprendemos aos poucos a mudar de perspectiva automaticamente, sem pensar, o que é muito útil quando enfrentamos um desafio que se repete.

Há uma ciência para como isso funciona. Estudos constataram uma correlação entre padrões de pensamento e a administração de dores crônicas.[18] É por isso que a terapia cognitivo-comportamental (TCC) é recomendada com tanta frequência a pessoas com distúrbios permanentes, como artrite reumatoide e enxaqueca, ambas formas de dor crônica graves, episódicas e, muitas vezes, debilitantes. Essas condições incluem sintomas repetitivos que com frequência seguem o mesmo padrão. Mas mudar o modo como encaramos a dor pode interrompê-lo aos poucos, o que tem um efeito importante.

Algumas pessoas que sofrem de dor crônica conseguem até incorporá-la a alguma atividade que lhe dê significado. Minha amiga eternamente positiva Evelyn, que percorreu o Caminho de Santiago, como contei no capítulo 18, viveu anos com uma dor crônica. Aprendeu a pintar em meio às crises, fazendo traços coloridos quando a dor era forte demais. Ela fica pintando até sentir algo que interpreta como o "tinido" — a alegria, a felicidade, a liberação —, e então guarda as tintas e segue em frente. Ela chama suas obras de *pinta-dores*. A postura de Evelyn demonstra o que é possível quando nos abrimos para uma mudança de ângulo. Acredito que uma das principais lições que a dor crônica tem a nos ensinar é: o poder da perspectiva.

Outra paciente, que ainda hoje atendo, está passando por uma degeneração macular. A perda gradual da visão é algo que a maioria das pessoas acharia assustador. Mas, na ausência de imagens do mundo real, ela relata que sua percepção se aguçou. Certa vez, me disse: "Posso estar perdendo a vista, mas não estou perdendo a visão." Ela aprendeu a aceitar o processo e entrou em sintonia com os estímulos que os outros sentidos podem proporcionar. Passou a entender melhor o que gostaria de fazer com a visão que perdeu. Isso não torna a situação menor, mas proporciona um contexto útil que conecta desafio a propósito. Além disso, inspira outras pessoas. Meus olhos centenários pararam de funcionar bem o bastante para me permitir dirigir, e agora estão tornando cada vez mais difícil a leitura. Isso me dá um motivo para pensar muito no que minha paciente me disse sobre vista e visão. Quando estou em casa, escuto audiolivros e imagino o que vou fazer e criar em seguida. Tenho mais tempo para visualizar meus próximos passos, e sou grata por isso.

Às vezes, os desafios que se repetem nos mostram o que estamos negligenciando ou as partes de nós que não conseguimos cultivar no passado. Recentemente, trabalhei com uma paciente, Sarit, que veio me ver em casa.

Sarit tinha uma carreira criativa para a qual ela dispunha de todos os talentos, mas que exigia passar longas horas em frente ao computador. Ela sentia dor e uma tensão permanentes no ombro direito que estavam tornando cada vez mais difícil trabalhar, em especial porque seu tempo em frente à tela aumentara durante a pandemia. Ela se sentou na cadeira ao lado da minha, cercada de relíquias de minha vida, e perguntou quais eram suas opções.

Em resposta, eu tinha perguntas. Perguntei se usara o ombro direito com frequência na infância ou adolescência, e ela explicou que passara muitos anos arremessando bolas de softbol quando era criança, sempre com o braço direito. Seu rosto se contraiu durante a fala, então eu pedi para que ela continuasse me contando sobre o softbol. Ela gostava das companheiras no time? Gostava de jogar?

Ela olhou por sobre meu ombro para uma planta no peitoril da janela, como se estivesse tentando se lembrar. De início, foi rápida ao enfatizar que gostava do jogo, mas em seguida amoleceu.

— Acho que tinha a ver mais com meu pai do que comigo. Ele queria que eu jogasse e eu queria agradá-lo. Fiquei cada vez melhor naquilo, é verdade, mas não sei se teria *escolhido* esse esporte em particular para praticar.

Achei a afirmação estranha.

— O que você teria escolhido?

O rosto de Sarit se iluminou, mas em seguida sua expressão murchou um pouco.

— Ah, com certeza eu teria sido dançarina. Sempre sonhei com isso — disse ela, e continuou explicando.

Havia um estúdio de dança famoso perto de sua escola, e muitas de suas amigas o frequentavam. Mas seus pais achavam que o lugar incentivava mensagens a respeito de um tipo de corpo, e não queriam que a filha pequena as internalizasse. Eles passaram a estimulá-la a jogar softbol e, sem querer, haviam levado Sarit a internalizar uma mensagem diferente.

— Acho que pensei que, como eles queriam que eu jogasse softbol, eu não era boa o bastante para dançar. Provavelmente essa não era a mensagem que eles queriam passar e, como mãe, percebo isso agora. Mas foi o que entendi na época.

Ela olhou para mim e apertou os lábios com força.

Sugeri a Sarit acrescentar a dança à sua rotina — não praticando para se apresentar, mas sem nenhum motivo específico. Ela começou integrando intervalos de cinco minutos para dançar aos dias de trabalho em casa e, aos poucos, seu ombro começou a relaxar. Sua falsa identidade — de jogadora de softbol que "não era boa o bastante" para dançar — era a causa da dor. Na verdade, a dor estava tentando lhe mostrar que ela *podia* dançar. Como adulta, Sarit era completamente responsável por sua rotina. A única pessoa que a impedia de dançar na maturidade era ela própria.

Naquele dia, em minha casa, Sarit aprendeu que podia escolher se levantar e dançar sempre que sentisse a tensão no ombro aumentando. O desconforto era um convite, que ela escolheu aceitar. Problemas crônicos funcionam assim e nos dão uma chance de encontrar saídas e fazer novas escolhas.

Ao longo dos anos, recebi muitos pacientes com doenças crônicas em meu consultório. Essas enfermidades — difíceis de avaliar e, com frequência, ainda mais difíceis de tratar — são aquelas para as quais a comunidade médica em geral, na maioria das vezes, sugere um tratamento holístico, uma vez que é óbvio que envolvem um complexo conjunto de fatores individual para cada paciente. (Eu tendo a acreditar que quase todas as doenças funcionam assim, mas nem todo mundo concorda comigo.)

Adoro trabalhar com pacientes que têm sintomas crônicos porque, em muitos casos, fica mais fácil para eles fazer a conexão entre os sintomas e a vida. Depois de tentarem inúmeras "soluções rápidas" que não funcionaram, estão dispostos a considerar a situação de uma perspectiva mais ampla.

Durante vários anos, trabalhei com duas mulheres de meia-idade que tinham sintomas crônicos de lúpus. Tratar os casos em paralelo me permitiu avaliar os sintomas e as abordagens para resolvê-los ao mesmo tempo, notando que o que ajudava uma delas não necessariamente produzia o mesmo efeito na outra.

Uma dessas pacientes, Janet, parecia estar apresentando alguma melhora. Com o passar do tempo, ela progrediu no modo como lidava com os sintomas. O lúpus a levou a tentar diferentes dietas, a adotar novas rotinas de sono e de exercícios, e a ajustar a vida social a um ritmo mais tranquilo. Ela estava aprendendo com o lúpus a ter uma vida mais equilibrada. Com frequência, chegava a meu consultório tão radiante e alegre que eu ficava surpresa quando ela começava a relatar seus sintomas — dores de cabeça terríveis, dor nas articulações, inflamação. Era difícil imaginar que enfrentasse aquelas dificuldades todos os dias e ainda conseguisse manter uma postura tão positiva.

A outra paciente, Laura, sentia-se presa, e não era a única a perceber — eu também sentia uma energia estagnada à sua volta, como se houvesse algo que ela não conseguia ou não queria liberar. Não é minha intenção desdenhar de tudo o que ela estava passando; o lúpus é uma doença muito desafiadora que afeta profundamente a vida das pessoas. Mas Laura parecia estar olhando mais para o lúpus do que para sua vida. Consequentemente, embora eu tentasse as mesmas abordagens que usava com Janet, os sintomas de Laura nunca pareciam ceder.

À medida que eu prosseguia com o tratamento das duas, desejava desesperadamente que Laura adotasse um pouco da atitude de Janet. Ambas tinham dores e eram desafiadas pelo padrão inflamatório em seus corpos. Mas Laura parecia estar sofrendo, enquanto Janet não, pelo menos na maior parte do tempo. O lúpus de Janet parecia se integrar à sua força vital, e não drená-la. Ela aprendia lições de vida com seu corpo, como encontrar propósito e fluxo, dizer "*Kutch par wa nay*" para alimentos e atividades que não funcionavam, praticar o autocuidado e contar com sua comunidade. Ela permitia que a doença lhe ensinasse a viver melhor.

Eu me perguntei como poderia ensinar a Laura o que Janet parecia saber por instinto.

Para entender como essas duas mulheres abordavam a experiência da doença de modos tão diferentes, vamos examinar o que passamos quando sofremos o impacto de uma dor. Há momentos em que somos pegos de surpresa pela vida. Recebemos um diagnóstico assustador, as finanças entram em colapso, ou um relacionamento desmorona de repente. Como encontrar o ensinamento nos momentos de maior dor? Como nos convencer a procurar as lições quando nosso coração, nosso corpo e nossa esperança parecem irreparavelmente aos pedaços?

29

NOS MOMENTOS EXTREMOS

É hora de contar sobre meu momento mais extremo. Estava com quase 70 anos quando tive meu quinto segredo testado do modo mais difícil que já experimentara até então.

Certa vez, quando eu tinha 80 e poucos anos, uma pessoa que conheci enquanto viajava disse que, como eu era muito feliz, devia "ter tudo fácil". Ri e respondi: "Meu bem, se você soubesse!" Acabara de sair da década mais difícil de minha vida, mas não só isso: minha dor havia sido pública. Parecia que todos de minha comunidade sabiam em detalhes o que acontecera: Bill deixara nossa parceria — tanto nosso casamento quanto nosso negócio — para ficar com uma enfermeira da clínica.

O que as pessoas não sabiam era que não era a primeira vez que ele pensara em terminar nosso casamento; afinal, eu não havia contado a quase ninguém. Existira outra enfermeira em Ohio, embora ele nunca tivesse confessado, e, apesar das suspeitas, eu acreditara nele. Tudo que eu sabia era que, do nada, ele anunciara que os papéis do divórcio estavam em sua maleta havia 6 meses e que queria que eu os assinasse o mais rápido possível. Na época, tínhamos quatro filhos menores de 10 anos, e o divórcio era muito menos comum. Eu fiquei em choque — não fizera nada de errado. Passara longos anos criando as crianças e administrando a clínica sozinha, enquanto ele ocupava um cargo fora do estado. Isso tinha sido particularmente difícil porque nossa enfermeira tinha uma mãe doente, também fora do estado, e viajava muito para visitá-la — um enredo que, de repente, eu estava começando a questionar. Expliquei a Bill o meu lado: havíamos nos comprometido um com o outro no altar, honrado aquele compromisso durante 12 anos até então, construído uma vida juntos, tido filhos juntos, e eu queria que ficássemos juntos. Nós daríamos um jeito no que estivesse errado.

Viajamos até o Kansas para uma semana de aconselhamento matrimonial, e tentei, como recomendou o terapeuta, ser mais dócil ou alguma outra palavra que não entendi. Recebi a mensagem de que, para Bill, eu era cabeça dura demais. Minha ambição era sentida como dominadora. O modo como Bill e eu sempre havíamos interagido — compartilhando ideias, tendo longas discussões filosóficas, trabalhando lado a lado como parceiros de um negócio e como cônjuges — não era saudável porque não era como maridos e especialmente esposas deveriam se comportar um com o outro. Estávamos nos anos 1950, e eu internalizara muitas ideias sobre o papel da mulher e submissão. Pensara, ao me casar com Bill, que ele era um tipo de homem diferente, que queria um tipo de esposa diferente, mas talvez eu estivesse errada. Era uma constatação decepcionante e confusa, mas levei a sério. Recuei um pouco e o deixei liderar o caminho.

Pouco depois, ele nos levou para o Arizona e foi o começo de nosso interesse por modalidades de cura alternativas. *Ahá!*, pensei. *Então ele quer* mesmo *uma parceira, e não apenas uma esposa!* Nossa relação no trabalho se tornou mais forte, assim como nossa amizade. Ambos crescemos muito durante as décadas que se seguiram. Juntos, organizamos centenas de workshops, conferências e simpósios, tirando fotocópias de boletins de notícias para enviá-las mundo afora e selando cada envelope à mão. A clínica que dirigíamos era conhecida e bem-sucedida, e tínhamos muitos amigos na comunidade que viam nosso casamento como um pilar do que era possível quando duas grandes mentes se uniam. Nossas conversas pessoais iam até tarde da noite, e nelas estimulávamos um ao outro a ter novas ideias e se abrir para as possibilidades. Éramos um ótimo time na criação dos filhos e, com alegria, trouxemos mais dois ao mundo no Arizona. A mim parecia que os conselhos do terapeuta haviam nos impulsionado para o passo seguinte em nossa maravilhosa vida juntos; desde que eu o deixasse vencer a maioria das discussões e assumir o papel principal em nossa vida pública, minha natureza impetuosa e curiosa era bem-vinda. Nossos filhos cresceram, casaram-se e nos tornamos avós. A vida seguiu.

Até que um dia, 35 anos depois da primeira petição de divórcio, Bill começou a pressionar para que uma enfermeira da clínica, sempre muito movimentada, se tornasse a gerente. Para isso, eu teria que abdicar de meu papel de liderança. A ideia soava estranha — embora fosse uma boa enfermeira, a mulher não era de modo algum uma líder nata; na verdade, quase ninguém gostava dela. O único que parecia gostar era Bill. Eles haviam feito viagens profissionais juntos e às vezes trabalhavam até tarde no consultório. Eu perguntara várias vezes ao meu marido sobre sua amizade com nossa funcionária, que havia crescido consideravelmente ao longo dos anos em que ela trabalhara conosco, mas ele sempre rira de minhas preocupações.

Recusei a proposta de mudança administrativa e sugeri que ele fosse a Oak Creek Canyon, nosso local favorito para exames de consciência, e pensasse se seria eu ou ela — quer dizer, no consultório.

Durante todo aquele fim de semana, rezei para que o Bill Mc-Garey que eu conhecia caísse em si. Tive muitas boas conversas entre Gladys — a pequena parte de mim que ainda quer brigar — e a dra. Gladys, a conselheira sábia que aponta a direção certa a seguir. Gladys estava com medo, mas a dra. Gladys tinha certeza de que ela superaria fosse lá o que acontecesse em seguida.

O que aconteceu em seguida foi praticamente a pior possibilidade, ou foi o que achei na época. Bill chegou em casa e, de repente, me entregou uma carta — que já entregara a todos os nossos seis filhos adultos, bem como ao conselho de diretores da clínica. Ali, explicava que sua alma precisava ficar sozinha e que, como resultado, ele e eu estávamos nos divorciando. Eu havia acabado de ficar sabendo, mas àquela altura todo mundo já tinha ciência. Era a coisa certa para ele, explicava Bill, uma parte integral do caminho de sua alma. O caminho de minha alma não foi considerado, suponho. Estávamos casados havia 46 anos.

Ele se mudou para o quarto de hóspedes naquela noite e, pouco depois, saiu de casa.

Levou quase tudo o que tinha quando se foi, talvez para provar que não voltaria. Um dos poucos itens que deixou foi seu velho par de chinelos. Enquanto eu vagava pela casa nos dias seguintes à sua partida, lastimando e chorando, tentando manter meu corpo em movimento para não me trancar no medo, encarava aqueles chinelos, que pareciam me encarar de volta.

Por fim, a dra. Gladys levantou a voz:

— Olha, Gladee, a mamãe sempre disse que, para entender uma pessoa, você tem que se colocar no lugar dela. Coloque os chinelos de Bill. Tente entender.

Precisei de quase toda a força vital que havia em mim para seguir o conselho.

Caminhei naqueles chinelos o dia inteiro e noite adentro, dando voltas na casa e sem rumo pelo quintal, onde acabei em prantos.

Vários meses depois, Bill me enviou outra carta. Chegou pelo correio. Era um convite para seu casamento com a mesma enfer-

Quinto segredo: Tudo é uma lição

meira que ele tornara administradora — aquela que passara a ser responsável pela clínica que havia sido nossa, a clínica da qual eu havia sido forçada a sair para que eles pudessem gerenciá-la juntos. Pelo jeito, a alma dele não precisara ficar sozinha por muito tempo.

Eu sempre me dispusera a acreditar na história de que, apesar de minhas suspeitas, eles eram apenas bons amigos. Achava que, de qualquer forma, tínhamos um casamento forte, em que éramos verdadeiramente parceiros em todos os aspectos. A escolha de Bill de ir embora havia me destruído, e o envio daquele convite tornou claro o que o motivara. As décadas durante as quais havíamos sido casados pareciam uma farsa. Nunca me sentira tão magoada ou humilhada.

Ainda por cima, ele havia enviado o convite para minha nova clínica. Cerrei os dentes e finalizei o dia. Mas no longo caminho para casa — com as mãos agarradas ao volante, enquanto eu metia o pé no acelerador —, comecei a gritar. Não era o lamento agoniado que saíra de mim no quintal; era algo ainda mais profundo, que começou como um gemido, virou um rosnado e se tornou um urro. Era raiva, pura e simples — a mesma que eu pusera em meu gancho de direita no parquinho, a mesma que exigia que eu lutasse para sobreviver. Gritei para Deus, gritei para Bill, gritei para o universo, gritei para a própria vida. Gritei por quase dez minutos sem parar. Achei que não conseguiria parar. Percebi que não queria.

E então, tão de repente quanto eu começara, parei.

Naquele momento, percebi que algo desconhecido estava vindo à tona. A dra. Gladys apareceu e assumiu o controle. Até então, até onde eu sabia, meu futuro era estar casada com Bill, mas, naquele momento, um futuro que eu nunca imaginara se abria diante de meus olhos. E, nesse futuro, havia algo digno de gratidão. Eu tinha uma oportunidade pela frente. A experiência tinha uma lição a me ensinar — mesmo que eu ainda não tivesse a menor ideia do que seria essa "lição".

Eu me lembrei de minha mãe, suave e forte como seda. Eu me lembrei de como as meninas haviam me chamado na faculdade: "Happy Bottom" — um eufemismo para uma brincadeira menos educada com meu nome, "Glad-ass".* Eu não podia mudar a decisão de Bill, mas podia mudar minha reação e me alegrar mesmo assim. *Há algo pelo qual ser grata, mesmo agora*, aconselhou a dra. Gladys. E Gladys dirigiu o carro de volta à estrada. Alguns dias depois, encomendei uma nova placa de automóvel, que ficaria anos em meu carro. Dizia: "BE GLAD."**

Continuei dirigindo. Cruzei a região da grande Phoenix com a dissolução pública de meu casamento sob holofotes, mas grata apesar de tudo. Estacionei o carro no estacionamento da clínica novinha em folha que abrira com minha filha Helene, e para a qual havíamos conseguido obter um empréstimo privado, apesar de eu estar acima da idade comum para a aposentadoria. Escutei a parte de mim que sabia o que fazer, encontrei as lições e descobri que a vida continuava.

Não importa o quanto estejamos destruídos, não importa o quanto achemos que não sabemos lidar com o que está acontecendo, há uma parte de nós que sabe exatamente o que fazer. Há sempre uma vozinha que podemos escutar para lidarmos com o que a vida põe em nosso caminho. Chamo meu eu mais sábio de "dra. Gladys", mas você pode chamar o seu como quiser — juro que ele existe. Todo mundo tem sabedoria o suficiente para atravessar momentos extremos. Precisamos acreditar nisso.

Quando enfrentamos os desafios mais difíceis, é um momento como o que aconteceu em meu carro — quando escolhemos buscar sabedoria e procurar as lições sem nos importar com o quanto doa — que reacende a força vital. Sabemos quando acontece.

---

* "Happy Bottom" ("Traseiro Feliz") em analogia a "Glad-ass" ("Bunda Alegre"), que soa como Gladys. (N. do T.)
** "Be Glad", ou "Seja grata", mas a expressão também faz uma brincadeira com o nome da autora, podendo significar "Seja a Glad". (N. da E.)

Sentimos um impulso, um puxão, temos uma sensação repentina de liberdade no movimento. Parece algo poderoso porque é.

    E então a vida continua, assim como era antes da situação extrema. Novos desafios surgem, e continuamos a nos esforçar para escolher a luz. A cura não se dá de uma vez só, no momento da escolha; é um processo contínuo. Mas, à medida que avançamos, a mágica acontece: começamos a extrair cada vez mais da dor do passado. Percebemos que podemos continuar aprendendo lições de mágoas antigas, e isso pode nos ajudar a lidar com o que o futuro nos reserva.

30

LIÇÃO APÓS LIÇÃO

Encarar a vida como uma aprendizagem significa que, enquanto estamos vivos, há mais lições para receber. Não tenha pressa; tudo tem um tempo.

Pouco depois de Bill me deixar, minha nora, Bobbie, que é pastora, me disse:

— Isso faz parte da tapeçaria de sua vida. Se você olhar muito de perto, vai ver apenas os fios e nós... esse é o lado de trás. Mas, à medida que você seguir em frente, vai começar a ver a imagem inteira.

Ela estava certa.

Demorei anos para extrair todas as lições do divórcio. Embora minha postura em relação a encontrar os ensinamentos tenha mudado em determinado momento, não os recebi todos em meu carro naquele dia. Longe disso.

Nos anos que se seguiram, passei a ver que a vontade de Bill de estar com outra pessoa era motivo suficiente para não ficarmos juntos, mesmo que eu quisesse continuar casada com ele. Entendi que os anos em que me forçara a ser a esposa recatada que pensei de que ele precisasse haviam ajudado no início. Na verdade, isso pode ter sido parte do motivo maior do primeiro abalo no casamento: precisei recuar, o que abriu caminho para Bill nos guiar para a próxima fase de nossa vida e carreira. Se ele não tivesse sido dominante, será que eu teria me aberto a todas as pessoas e ideias que ele trouxe para casa? Se não tivesse me pressionado a mudar para o oeste, será que eu teria concordado em ir?

Mas, com o passar do tempo, pôr minhas necessidades depois das dele cobrou um preço da missão de minha alma. Isso, somado às antigas crenças que eu ainda guardava sobre não ser inteligente, levara-me a mantê-lo no papel principal em nosso trabalho juntos muito depois de isso deixar de ser útil. Eu o deixava escrever os boletins de notícias, lhe pedia para revisar meus discursos e eu era "e Gladys" em "Doutores Bill e Gladys McGarey".

Minha alma teve muito o que aprender sendo a dra. Gladys sozinha. E, embora meu divórcio parecesse ser o fim da linha, estou aqui, 34 anos depois, para contar que não foi. Na verdade, minha vida melhorou muito a partir daí. Comecei a escrever livros com base no que achava certo e me tornei quem eu sempre quisera ser. Administrei uma nova clínica com minha filha Helene por mais um quarto de século.

Na época, enfrentei outros inúmeros desafios. O maior, de longe, foi a morte de Analea, nossa filha obstinada e brilhante, minha querida Annie Lou, que morreu de câncer na casa dos 50 anos. Todos meus quatro irmãos se foram a seu tempo também. Perder pessoas é uma das maiores tragédias pelas quais passamos. A morte em si é um desafio, quer seja a perda de alguém muito próximo de nós, quer seja a morte de um animal de estimação, ou mesmo uma pequena tristeza que sentimos quando encontramos um pássaro morto sob o vidro da janela. Mas devemos aprender a dar espaço à morte de outros e ainda encontrar gratidão porque todos nós vamos passar por isso mais cedo ou mais tarde. A morte faz parte da vida; está sempre presente. Temos que experimentar o sofrimento que advém dela, senão nos isolamos da vida. Temos que deixar nossos filhos experimentá-lo, temos que olhar para isso durante toda a vida, senão nos isolamos da realidade de estar vivo.

Meu divórcio foi um tipo de morte, e as lições que aprendi me guiaram nos períodos de sofrimento que se seguiram. "BE GLAD" permaneceu comigo — não apenas na placa do carro, mas como uma filosofia de vida. Aquele momento no carro não mudou tudo, mas foi, sem dúvida, o início de uma mudança maior. Foi uma espécie de aprofundamento da lição que eu aprendera na infância, mostrando-me a extensão do que é possível quando escolhemos não brigar.

Mas ainda demorei uma boa década para trabalhar as últimas gotas de raiva e traição. Com o tempo, percebi que ainda amava meu marido — na verdade, ainda o amo. Ainda amo o Bill McGarey com o qual me casei. Ele foi meu primeiro parceiro e amigo. Nossas almas foram feitas para caminhar juntas, e completamos essa jornada.

À medida que processei melhor a separação, comecei a receber novas lições. Durante anos, eu me via como a esposa de Bill. Nos primeiros anos depois que ele foi embora, ainda mantive essa identidade — eu era a primeira esposa de Bill, a esposa divorciada de Bill, aquela que ele deixara. Trabalhar essa nova identidade levou tempo. Quando aconteceu, adotei um papel que sempre estivera disponível a mim: a amiga de Bill. É o que nos considero hoje, embora ele tenha falecido anos atrás. Somos amigos. Somos duas pessoas cujas vidas se entrelaçaram e que, sem dúvida, vão se encontrar de novo de algum outro jeito nas vidas por vir. Aprendemos muito juntos. Certamente ainda não acabamos.

Na vida, com frequência, são as identidades obsoletas que nos causam dor. Buscar lições na vida também é importante nesse quesito porque transforma cada um de nós em alunos. Essa talvez seja uma das identidades mais importantes na vida. Podemos ser filha ou filho, pai ou mãe, irmão ou irmã, amigo ou amiga; podemos ser religiosos, espirituais ou ateus; podemos ter nascido neste ou naquele país, ou ter uma identidade política que é importante para nós. Mas nos entendermos como alunos da vida é o mais importante. Dá contexto a nossos esforços e nossas alegrias.

Permite que pelo menos alguns de nossos esforços *se tornem* nossas alegrias.

Aprendi essa lição mais uma vez com Janet e Laura, as duas pacientes com lúpus que mencionei no capítulo 28. Ambas tinham jeitos muito diferentes de se identificar com seus lúpus. Um dia, tive uma sessão de tratamento com Janet algumas horas depois de uma sessão desafiadora com Laura, cujos sintomas permaneciam inalterados. Pensando em Laura e testemunhando o êxito de Janet, perguntei a Janet se ela se identificava com sua dor de alguma forma.

— Ah, não — respondeu ela. — Eu tenho dor e tenho lúpus, mas dor e lúpus não são eu.

Ela descreveu que lidava com as crises colocando seu "amigo" numa cadeira do outro lado do quarto. Era professora e sempre mantinha uma cadeira vazia na sala de aula. Sempre que a dor aumentava, ela olhava para a cadeira e pensava: *Senta aqui, dor. E não ouse se levantar. Eu vou ficar aqui.* As duas habitavam o mesmo recinto, juntas, mas separadas.

Achei a abordagem de Janet tão incrível que, quando voltei a ver Laura, perguntei se ela se identificava com sua dor. Laura respondeu depressa que tinha orgulho de viver com lúpus, pois superara muitos desafios.

— Na verdade — começou ela, gesticulando para a janela —, até comprei uma placa de carro nova, como você, dra. Gladys. Está vendo?

Eu olhei para o estacionamento da clínica. Seu carro estava estacionado a poucas vagas do meu. A placa de Laura dizia: "LÚPUS."

Fiquei parada, em choque. Ela não entendera nada do objetivo da placa: eu me identificara com o que queria alcançar, enquanto ela se identificara com aquilo que estava se esforçando para superar. Não queria sugerir que ela era culpada pela dor que sentia por causa do lúpus, mas de repente entendi por que seu sofrimento era tão profundo.

Com delicadeza, tentei incentivá-la a separar sua identidade dos sintomas. Queria que Laura entendesse que, embora *tivesse* lúpus, era importante ela não *se tornar* o lúpus. Gostaria de dizer que Laura melhorou em resposta àquela sessão, mas não melhorou. Enquanto foi minha paciente, continuou a sofrer muito com a doença e a dirigir o carro que a fazia se lembrar desse fato.

Se você está em uma situação extrema ou gritando para o universo, como eu fiz depois que Bill foi embora, é importante reconhecer a dificuldade do desafio. Primeiro, permita-se sentir a força disso. Em seguida, deixe que a intensidade ajude você a perceber a potência do momento. Você está diante de uma oportunidade importante, e é um bom momento para começar a fazer algumas perguntas. *O que eu tenho a aprender? O que esta experiência tem para me ensinar? De que outro modo eu poderia encarar o que está acontecendo?* Em seguida, se puder, alegre-se! Tudo bem se ainda não consegue se sentir grato pela situação; seja grato por sua decisão de tentar. Tente abrir um sorriso e, se possível, force uma risada alta. Mexa a barriga. Use a voz. Faça isso mesmo que não tenha nada de engraçado e que você não tenha a menor ideia se vai funcionar. Lembre a si mesmo que isso não significa que a culpa é sua; significa que você é o único que pode reverter a situação.

O que também pode ajudar é perguntar a si mesmo, como Janet fez: *O que mais existe aí?* Olhe ao redor — é apenas dor, raiva e sofrimento, ou há algo mais? Há uma cadeira onde seu desafio possa se sentar? Há algum outro móvel ou sensação, como alegria, curiosidade ou admiração? O que mais existe aí com você — e onde está você nisso tudo? Você é apenas essa coisa terrível que aconteceu ou, de algum modo, é algo mais?

Realizar uma mudança de perspectiva assim exige prática. Nas primeiras vezes, é estranho, e pode até parecer forçado. Mas, quanto mais se tenta, mais automático se torna. Com o tempo, esse conceito simples tem o poder de mudar sua vida, proporcionando a você uma experiência muito mais agradável e propositada.

Quando entendemos que tudo é uma escolha e que cada momento é uma oportunidade de aprender, paramos de nos conter. Entendemos que a vida é feita para ser vivida, repleta de momentos bons e ruins, até o último.

Prática: Encontrando a lição

Este exercício nem sempre é fácil. É mais uma prática que repetimos na esperança de que um dia tenhamos êxito. Seja delicado e gentil com você, sempre.

1. Para facilitar, vamos começar com uma lembrança mais confortável. Pense num evento que ensinou muito a você. Pode ter sido uma lição fácil ou moderada, mas não escolha um desafio difícil: pense em algo que não ative uma reação emocional forte.

2. Em seguida, deixe sua mente percorrer as lições que você aprendeu a partir desse evento e tudo de positivo que veio daí. Sinta de verdade a positividade dessa experiência; deixe-a se derramar sobre você como a luz do sol. Você está ganhando força para a parte seguinte do exercício, então permita-se banhar-se na positividade primeiro.

3. Quando estiver pronto, permita que sua mente viaje para uma situação complicada pela qual você está passando neste momento. Pode estar relacionada a saúde física, emoções, relacionamentos, finanças, o mundo ou qualquer outra coisa. Escolha algo difícil para você — algo que pareça injusto ou imerecido.

4. Em seguida, pense nessa situação de todos os ângulos. Comece fazendo a si mesmo perguntas como: *o que isso significa para minha alma numa escala mais ampla? O que eu posso aprender com isso? Qual é a sabedoria escondida nessa experiência? Como isso pode mudar minha relação com o passado, o futuro e o presente? Qual é a lição?* Imagine-se daqui a alguns anos lembrando desse desafio — o que você pode ter aprendido com isso e até mesmo como isso pode ter ajudado você a crescer e mudar, levando a uma vida mais rica. Embora às vezes seja difícil passar pela dor ou pela angústia, tente, pois há presentes escondidos na dor.

5. Peça um sonho que ajude a lhe mostrar o que você não está vendo. Vá dormir, deixe seu subconsciente informar o processo e, depois que sonhar, prossiga para o passo 6. Registre seu sonho assim que acordar para ter todos os detalhes — mesmo aqueles que não fazem sentido.

6. Pense naquilo que você registrou sobre seu sonho. Quais são as possíveis interpretações? Como os diferentes personagens, locais, frases, ações e/ou eventos do sonho podem ajudar você a entender seu desafio?

7. Quaisquer que sejam as respostas, seja grato por todas. Não significa que você é grato pelo que está acontecendo, mas que o fato de poder encontrar mesmo um pequeno ponto positivo é um milagre. Não importa o quanto possa parecer insignificante, seja grato por qualquer lição que encontrar e seja grato a si mesmo por ter coragem para procurar.

8. Ao terminar, junte as mãos com as palmas se tocando e os polegares contra o coração. Essa versão de mãos em prece ou, como alguns chamam, "mãos de *namastê*", é um símbolo universal da gratidão. Em hindustani, *namastê* significa literalmente "eu me curvo a você". Neste exercício, estamos nos curvando à vida e reconhecendo-a como professora.

SEXTO SEGREDO

Gaste sua energia amplamente

31

ENERGIA COMO INVESTIMENTO

Desde o momento em minha infância em que aprendi a não brigar, passei cada dia direcionando minha energia para o que parece feliz e bom. Isso resultou numa vida longa e incrivelmente feliz — feliz o bastante, pelo menos, para muitas pessoas me perguntarem o que estou fazendo de diferente. É difícil responder. Precisei de quase 102 anos para explicar.

O motivo pelo qual é difícil pôr a resposta em palavras é que, no fundo, ela envolve energia.

A vida em si é energia.

Atravessei muitos anos, tratei muitos pacientes e passei por muitas fases na tentativa de explicar sem fazer a resposta parecer "louca" demais. A verdade é que não tem nada de louco. A primeira lei da termodinâmica afirma que a energia não é criada ou destruída, simplesmente muda de forma. O mundo que conhecemos é energia. Ela está em toda parte, está em nós. Assim como uma flor, uma lagarta ou um elefante são feitos de energia, nós também somos. A força vital é o aspecto direcional dessa energia; é como ela se move através de nós. É de onde ela vem e para onde está indo.

Viver bem, portanto, é simplesmente um jogo de aprender a direcionar nossa energia para a vida. Requer dirigir a atenção afetuosa para o pulso que vai e vem dentro de nós, encontrar o ritmo preciso em que essa energia se move e entrar em sincronia. Quando conseguimos, a vida ganha ânimo. Torna-se uma interação cheia de alegria. Encontramos a felicidade dia após dia, momento após momento, no fluxo do amor. Sou uma prova viva.

Para entrar no fluxo de energia, temos que repensar tudo o que nos foi ensinado sobre o que é vida. Vida é o que procura mais vida. Assim, somos chamados a abraçar o ritmo implacável de nossas almas e a descobrir, a cada momento, o motivo pelo qual estamos aqui, encontrando cada vez mais sumo — e investindo nossa força vital nisso.

Ao longo destas páginas, talvez você tenha notado que me refiro à força vital, energia e amor como termos bastante intercambiáveis. Isso porque, para mim, esses conceitos são quase a mesma coisa. Meu primeiro segredo ensina a encontrar a força vital dentro de nós mesmos; o segundo segredo explora por que é tão importante descobrir onde essa força vital está fluindo; o terceiro segredo explica que a força vital é ativada pelo amor porque, em certo nível, ela *é* amor; o quarto segredo nos ajuda a descobrir como amplificar o amor e a força vital por meio da comunidade; e o quinto segredo nos estimula a nos lembrar disso mesmo nos momentos mais difíceis para que seja possível receber lições que nos ajudem a seguir em frente.

Meu sexto e último segredo é: *gaste sua energia amplamente.* Quando assimilamos por completo os cinco primeiros segredos, conseguimos investir conscientemente nossa força vital naquilo que a devolve para nós, entrando num fluxo contínuo de positividade e luz. De modo mais conciso, **quando alinhamos nossa energia com a vida, criamos um movimento de dar e receber e uma relação com a fonte.** Já não precisamos tentar produzir nossa própria energia — o que, de qualquer forma, é uma batalha perdida porque ela não é criada ou destruída —, mas investimos nossa energia em viver. Então, quando estamos ficando sem aquilo de que precisamos, simplesmente tomamos emprestado de volta.

A razão pela qual guardei esse segredo para o final é que é o mais difícil de explicar. Não é tanto algo que entendemos, mas algo que *sentimos*. Requer que façamos uso de nosso conhecimento mais profundo, aquele que dribla a mente pensante e vai direto para o corpo e a alma. Tive o cuidado de designar esse segredo como "Gaste sua energia amplamente", e não "Gaste sua energia sabiamente", porque, embora a sabedoria seja um objetivo bonito, muita gente associa esse antigo princípio a um tipo de sabedoria excessivamente cognitivo. O sexto segredo não se refere a esse tipo de sabedoria, mas à sabedoria de nossa amplidão, de nosso corpo, a sabedoria dos ciclos do universo. Quando focamos olhar para o que aumenta nossa energia, nos afastamos por instinto do que a drena sem que prestemos muita atenção.

Vivemos numa era em que o individualismo é celebrado. A cultura moderna promove a autoimportância e a independência. Podemos nos perguntar: *quem sou eu para estar conectado a algo maior e mais importante do que eu mesmo? Isso significa que não sou grande ou que não sou importante?* Esse modo de pensar nos incentiva a acumular recursos. Dizem-nos para conservarmos o que temos, para compartilhar de modo ordenado e nos assegurarmos de que teremos o suficiente.

Mas olhar para o mundo por essa perspectiva cria uma rigidez e uma contenção que resistem ao próprio fluxo da vida. Juro que, enquanto você está lendo isto, seu coração está batendo, seu sangue está fluindo e sua respiração está continuando — isso significa que você ainda tem energia para gastar. Quando ficamos trancados no medo e paramos de usar a energia que temos, bloqueamos não apenas a força vital que se move em nós e para o mundo, mas também a força vital que deve voltar para nós.

Nosso medo de não ter o bastante remonta a gerações. Estudos recentes sobre epigenética — ou seja, como os genes são "ligados" e "desligados" em resposta às experiências vividas e depois transmitidos em tal estado — mostram-nos que ainda estamos respondendo a desafios que nossos ancestrais enfrentaram, mesmo que não sejam os mesmos desafios que enfrentamos hoje.[19]

Muitos de nossos ancestrais realmente não tinham o bastante para viver. Nossos pais e antepassados podem ter transmitido sua ansiedade para nós durante a infância. Seus temores se tornaram os nossos.

Esse medo está no cerne da pergunta que muitos pacientes me fazem: querem saber o que fiz para chegar a esta idade porque temem que o tempo esteja acabando. Trata-se da mesma preocupação que muita gente tem com comida, atenção e dinheiro: *e se não houver o bastante?* Mas ser movido por esse medo simplesmente o reforça.

Se queremos utilizar nossa força vital, o objetivo deve ser inverter esse pensamento. Precisamos nos perguntar: *o que eu tenho que é o bastante? De que posso dispor? O que posso dar para receber?* Esses questionamentos podem soar contraintuitivos e tentar respondê-los exaustivo. Mas quando encaramos nossa energia como um investimento, algo novo se torna possível. Em vez de nos depararmos com um pote vazio e nos perguntarmos o que aconteceu, podemos nos perguntar: *bem, o que pus em meu pote recentemente?*

Muitos de nós já ouvimos falar que, quando damos amor, recebemos mais em troca. Alguns de nós até dissemos isso para nossos filhos e netos quando eram pequenos. Mas, como a maioria dos ensinamentos que passamos para as crianças, é fácil esquecer que esse mesmo princípio se aplica a nós, adultos. E, uma vez que força vital, amor e energia são intercambiáveis, isso funciona para todos os três.

Quer dizer, funciona quando começamos a entender *onde* e *como* gastar nossa energia.

32

O QUE VALE SUA ENERGIA?

Para superar o temor de ficar sem energia, podemos olhar para onde nosso amor flui livremente sem medo.

Temos de olhar para o que mais amamos no mundo — o que nos faz bem e nos ajuda a crescer. Só então podemos deixar o amor nos mostrar a energia disponível para nós.

Alguns meses atrás, ofereceram-me acesso a um arquivo de cartas de minha mãe para líderes da igreja da época de meus pais na Índia. As cartas compreendiam quase 50 anos de relatórios mensais e relatavam quem meus pais haviam tratado e por quê, detalhando para onde fora o dinheiro e, respeitosamente, pedindo mais. Em 1916, depois de alguns anos de trabalho duro, meus pais conseguiram abrir um hospital para mulheres no que é hoje a província de Utaracanda. Foi o primeiro da região; até então, as mulheres só podiam receber assistência médica nos acampamentos porque os hospitais locais não as aceitavam. Meus pais administraram a instituição por quase 4 anos, até que receberam uma carta da sede missionária dizendo que, com a crise econômica, não havia dinheiro suficiente para fazer tudo o que era necessário. Eles teriam que escolher: encerrar o trabalho de campo ou fechar o hospital de mulheres.

A parte seguinte da história eu me lembro da infância. Uma vez, minha mãe me contou que ela e meu pai haviam ido às montanhas, subiram picos cobertos de neve com apenas uma mula para carregar os suprimentos e um menino jovem para cuidar do animal. Haviam deixado os filhos com Ayah e outro missionário durante um mês inteiro. Quando ela me contou essa história, achei que eu havia sido deixada para trás com os outros. Mas, com base nas datas das cartas, percebo hoje que a excursão aconteceu quando ela estava grávida de mim, no início da gestação.

Na ocasião, meus pais deviam saber que minha mãe estava grávida — afinal, eles eram médicos, e ela já tivera três filhos. Sem dúvida conheciam os perigos associados aos altos Himalaias. Com certeza estavam cansados; ela provavelmente se sentia enjoada, como acontece com frequência com mulheres no início da gravidez; e havia muitas tensões com que lidar, considerando a provável perda do hospital e as condições climáticas que enfrentariam. Mas eles continuaram, carregando a mim e retirando-se tranquilamente para a natureza a fim de enfrentar uma das decisões mais difíceis que teriam de tomar na vida.

Meus pais amavam aventuras. Amavam o desconhecido. Amavam os Himalaias. Foi nesse amor que investiram sua energia quando tomaram uma decisão. Para muitos, aquele seria um momento inoportuno para uma subida nos Himalaias — para a maioria das pessoas com a formação deles, *qualquer momento* seria inoportuno para uma subida nos Himalaias! Mas, para meus pais, tratava-se do melhor jeito de encontrar a força de que precisavam para decidir. Um mês depois de partirem, voltaram das montanhas com sua resolução: continuariam o trabalho de campo e fechariam o hospital.

Meus pais tiveram vidas extremas e incríveis. Nunca paravam. Não armazenavam energia. Pelo contrário, gastavam cada gotinha que tinham naquilo que amavam — e em nada mais.

Minha mãe ligava pouco para as coisas que eram importantes para outras mulheres de sua cultura: cuidava das roupas e da aparência, e estava sempre apresentável, mas dava muito mais atenção à fita da máquina de escrever do que a qualquer fita no cabelo. Continuou a valorizar o humor até o dia em que morreu. Pouco antes de fazer a passagem, teve uma queda feia. Nós a levamos às pressas para o hospital e, na maca, contorcendo-se de dor, ela mesmo assim fez uma piada para nos animar. "A velha égua cinza já não é como antes",* disse ela, sorrindo para mim e meu pai. Fez isso porque entendia algo importante: enquanto ainda tivesse energia, cabia a ela continuar gastando-a no que lhe dava alegria. Ver nós dois rindo valia a pena.

Gastar energia no que amamos é importante. Ajuda a olharmos para a vida e receber a energia que espera por nós. Mas isso não significa que devemos nos esgotar o tempo todo. Precisamos encontrar o ritmo que funciona para nós e nos adaptar quando há mudanças.

O fluxo da vida se baseia em ritmo. As florestas têm um ritmo: queimam inteiras e crescem de novo. Os corpos têm um ritmo: nascem, aprendem uma série de lições e depois morrem. A agricultura tem um ritmo: nós preparamos o solo, plantamos sementes, cuidamos, colhemos e deixamos a terra descansar. Escrituras antigas com frequência fazem referência à natureza espiritual de aceitar esses ritmos naturais, como a ideia do sétimo dia de descanso presente no Gênesis. Ninguém além de você pode encontrar seu ritmo. Assim como minha mãe, subindo as montanhas grávida, e assim como eu, vivendo bem aos 102 anos, você tem seu próprio ritmo.

---

* Verso de uma canção tradicional do folclore norte-americano, também cantiga infantil, *The Old Gray Mare*. (N. do T.)

Descansar é uma parte natural do ritmo da vida. As fases em que nosso corpo mais cresce — a infância e a adolescência — são aquelas em que mais precisamos dormir. Muitas plantas crescem mais à noite.[20]

Descansar, muitas vezes, também é uma parte importante da cura. Aconselhei muitas mulheres prestes a dar à luz a descansar e relaxar entre as contrações. Isso torna as contrações mais eficazes e dá a energia de que elas precisam para continuar o trabalho de parto. Por esse ângulo, é fácil entender como o descanso nos dá sumo.

Isso acontece mesmo quando o descanso muda com o passar do tempo, o que é natural. Muitos de nós dormimos menos quando envelhecemos. É comum que designem esse hábito como "dificuldade para dormir", mas eu prefiro perguntar às pessoas se consideram isso um "problema" antes de rotulá-lo como tal. Algumas pessoas realmente lutam contra a insônia, e há muitos tipos de remédio pensados para lidar com essa questão específica. Mas outras estão apenas seguindo seu ritmo natural e, nesse caso, não dormir tanto não é necessariamente um problema.

No meu caso, não encaro a diminuição do tempo de sono como uma dificuldade. Em vez de sucumbir à ansiedade por não dormir, uso o tempo de modo produtivo, focando o que me dá alegria e felicidade. Trabalho as coisas que me desafiam, penso em meus objetivos e planos, e me permito passear pela estrada da memória, lembrando-me de todas as pessoas e momentos encantadores de meu passado. Isso não é tempo de sono perdido; se eu precisasse dormir, meu corpo acalmaria. Trata-se de um tipo de descanso que rejuvenesce meu sumo e me ajuda a investir a maior parte de minha energia no dia que tenho pela frente.

Quando durmo, tenho sonhos espetaculares, que se tornam muito mais bonitos e mais intensos à medida que envelheço — viajo para novos mundos e tenho novas percepções sem deixar a cama. Mesmo quando estou dormindo, estou ativa. Meu corpo inteiro vibra de vida. Esse é o modo natural como meu corpo quer descansar.

O verdadeiro descanso é uma *ação*. Deve ser algo que *fazemos*; não é apenas a ausência de atividade. Quando estamos descansando, devemos ter pensamentos bons, suaves e regenerativos sobre nosso corpo. Devemos nos nutrir, aproveitando o ritmo mais lento e estando presente.

É muito diferente da preguiça. Entendo que preguiça é quando retemos nossa força vital e a privamos do coletivo; é quando nos contemos, recusando-nos a participar. Essa postura drena o nosso sumo. O propósito de descansar é o oposto. Quando descansamos, estamos conscientemente dedicando nossa energia ao que há de mais importante para nós. Estamos lembrando a nós mesmos que devemos nos voltar para o que é positivo e bom, e isso vai nos ajudar a dar nosso melhor aos outros. O verdadeiro descanso cumpre a maior missão do corpo e da alma na encarnação. Rejuvenescermos assim nos permite dar nosso "tudo" à vida.

Dar nosso "tudo" à vida pode gerar mais medo porque muitos de nós temem não ter o bastante. Mas é nesses momentos que coisas maravilhosas podem acontecer. Assim como anjos aparecem quando mais precisamos, às vezes é nos momentos que sentimos que estamos prestes a ficar sem algo que esse algo volta para nós.

33

ABRA ESPAÇO PARA OS MILAGRES

No fim dos anos 1930, tia Belle voltou da Índia de carona. Ela cruzou o Oriente Médio, a Ásia e a Europa, até que entrou num barco e chegou à Costa Leste dos Estados Unidos. A outra irmã de meu pai, tia Mary, uma pessoa firme e decente, dirigiu até Nova York para buscá-la; acho que estava farta das peripécias de tia Belle e simplesmente queria colocá-la dentro de casa. Quando tia Belle chegou à doca com apenas uma trouxinha de roupas, pois havia doado o resto, estava tão desgrenhada que tia Mary mal a reconheceu.

Tia Mary levou tia Belle para casa, limpou-a e comprou roupas adequadas para uma senhora de sua posição. Mas, durante aquela visita, tia Belle se recusava a entrar nos padrões aceitos — como sempre. Tia Mary, exasperada, não sabia mais o que fazer. Estava tentando ajudar a irmã a levantar dinheiro para seu orfanato, mas tia Belle não estava conseguindo causar uma boa impressão nos membros da alta sociedade, como tia Mary esperava. Ela liderava grupos de orações, testemunhava sua fé e explicava o importante trabalho que as pessoas do orfanato estavam fazendo pelos órfãos, mas não se comportava do modo que os amigos de tia Mary estavam acostumados a ver uma "senhora decente" se comportar.

Um dia, tia Belle saiu por algumas horas e voltou para casa com um par de sapatos velhos e surrados sobre as meias novas.

— Belle, o que aconteceu? — perguntou tia Mary, jogando as mãos para o alto. — Eu acabei de comprar aqueles sapatos para você! Onde estão?

Tia Belle sorriu.

— Ah, estes aqui vão me servir bem. Eu fiz uma nova amiga, e ela precisava deles. Estava morando na rua e passando dificuldade. Além disso, nossos pés eram do mesmo tamanho.

— Belle! Você trocou de sapatos com ela? Mas estes estão cheios de furos. Você não pode passar o inverno assim. Como você vai arranjar sapatos novos?

Minutos depois, tia Mary pegou a irmã e foi, mais uma vez, comprar sapatos para ela, como tia Belle suspeitara que faria.

Todo mundo riu quando elas contaram isso — inclusive tia Mary. A história era parte integral do repertório familiar. Era apenas mais um exemplo de como tia Belle levava a vida: com uma fé inabalável de que qualquer coisa que desse com o coração aberto voltaria para ela. Essa predisposição era apenas uma parte do que todos nós adorávamos em tia Belle: ela nos inspirava a nos lembrarmos da magia que está à nossa espera quando entendemos que nossa energia flui com a energia do mundo. Às vezes, temos que nos despir de tudo para obter algo em troca — e é só quando conseguimos dar tudo o que temos, que a vida começa a nos recompensar. É como se o grande "banco" do universo perguntasse: "Você realmente precisa desse empréstimo?" Quando nossa resposta é "Preciso", nosso desejo é realizado.

Isso não nos livra da responsabilidade sobre nossos atos. Tia Belle estava disposta e teria vivido bem com os sapatos furados. Correu um risco calculado, o que é necessário para uma vida bem vivida. Se não nos dispomos a arriscar nossa energia, começamos a armazená-la. Nós nos desconectamos de nossa própria amplidão. No fim, não importa o quanto sejamos cuidadosos, acabamos arriscando e perdendo tudo para o medo.

Então como saber quais são os riscos que vale a pena correr? Quando vale a pena gastar nossa energia na esperança de que esse seja um investimento que vai nos trazer uma recompensa?

As respostas para essas perguntas quase sempre são únicas para cada pessoa porque têm tudo a ver com o propósito particular de cada alma. Nunca sabemos quais são as tragédias ou os milagres que vão surgir em nosso caminho. Todos passamos por eventos incríveis, e todos são parte da jornada de nossa alma. É por isso que, ao longo deste livro, incentivei você a entender quem é e o que veio fazer aqui. É um passo necessário para entrar em contato com o médico interior e responder a muitas perguntas.

Mas também tenho um pequeno conselho para dar. Há certas coisas que quase nunca valem a energia de ninguém. Espero que a esta altura eu tenha deixado claro que lamentar o passado, esconder-se na autopiedade e alimentar a negatividade raramente são úteis — e apenas quando nos ajudam a mudar nosso presente e futuro. Os outros cinco segredos podem ajudar você a discernir quando é o caso.

Por outro lado, as coisas que lhe dão sumo sempre valem sua energia. Meu irmão Carl adorava trabalhar com saúde internacional. Continuou a dar palestras até alcançar mais de 90 anos, quando convivia com um tumor doloroso. Sua última palestra foi quatro dias antes de sua morte, em 2010.

Entender onde a vida está em movimento e onde está bloqueada é essencial para saber onde gastar a energia. Se algo parece estagnado, ponha sua energia naquilo que está se movendo. Não desperdice-a com o que está preso.

O amor sempre vale sua energia. Sempre. Invista no que você ama, em quem você ama, em como você ama. O amor é uma fonte inesgotável de força vital, e está sempre disponível.

Uma boa comunidade também vale sua energia. Minha irmã Margaret ficou bem decepcionada quando percebeu que passaria seus últimos anos de vida numa comunidade de aposentados. Mas então decidiu tirar o máximo proveito da situação. Fez amigos queridos, ingressou numa banda e tocou tambor como Ayah lhe ensinara na infância. Encontrou felicidade nas novas circunstâncias porque acolheu a comunidade que se abriu para ela e, no fim, se deitou no leito de morte cantando, afirmando que Ayah estava a seu lado.

Procurar as lições escondidas na vida também guia nossa energia. Em 80 anos de prática de medicina, o que percebi é que os pacientes que tentam aprender com as circunstâncias são aqueles que sofrem menos. Minha amiga e paciente Bobbie Woolf (não confundir com minha nora, também chamada Bobbie) é um exemplo.

Décadas antes de nos conhecermos, quando era uma criança pequena, Bobbie caiu num balde de alcatrão e foi levada às pressas para o hospital. Os médicos da emergência conseguiram salvá-la, mas ela perdeu um dos rins e mais da metade do outro. Bobbie passou a maior parte da primeira infância num hospital, presa a uma máquina de diálise, com um quarto de rim. Com o passar do tempo, foi autorizada a passar os fins de semana em casa e depois dias inteiros na escola, mas tinha que usar um aparelho especial que a deixava com tubos pingando em absorventes higiênicos. Para ela, era difícil fazer amigos por causa de seu estado e devido à falta de contato com outras crianças por que passara. Repetidas vezes, a comunidade médica lhe afirmara que era quase impossível que ela tivesse uma vida plena.

Por sorte, ela não acreditou.

Bobbie se tornou atleta no ensino médio. Àquela altura, seu corpo compensara o espaço vazio de um lado ao curvar a coluna vertebral para alcançá-lo, provocando escoliose. Mesmo assim, ela procurou praticar vários esportes. Sua conexão com as outras meninas nos times de que participava lhe permitiu romper o estigma social de sua condição e ensinar o que ela própria acreditava: sua diferença não era motivo de escárnio, mas uma prova de que sua vida era um milagre.

Seus esforços precoces a tornaram uma pessoa incrivelmente autoconfiante. Ela aprendeu cedo o que vale sua energia e o que não vale. Dá pouca atenção ao que os outros pensam dela ou ao que a comunidade médica diz, e dedica sua força vital a explorar o que é possível com o corpo que tem. Bobbie põe seu amor nos amigos que fez e no filho que criou.

Susan, do capítulo 18, que reconstituiu sua coluna vertebral, também parou de dar atenção ao que a maioria das outras pessoas pensava; as ideias delas não a haviam ajudado a se curar, mas suas próprias ideias, sim. Essa percepção deu origem a uma profunda confiança na intuição. Em seus últimos anos de vida, muito depois de se aposentar como professora, ela dedicou sua força vital a acabar com a violência nas escolas. Continuou a encontrar sumo porque continuou a pôr seu amor no que trazia significado para sua vida e, quando por fim faleceu, doou seu corpo à ciência para que o milagre que acontecera dentro dele pudesse ser estudado.

Essas duas mulheres usaram as dificuldades da vida para ajudá-las a identificar o que importava para suas almas únicas. Ambas investiram toda sua energia amplamente nisso. Em troca, foram presenteadas com vidas ricas e incríveis.

Entender o que vale nossa energia varia de indivíduo para indivíduo e de momento para momento. Aprender a escutar sua voz interna é a chave para discernir como e onde investir sua força vital. E é preciso verdadeiramente *viver* para entender isso. Fomos feitos para interagir com a vida. O trabalho dela é simples: devemos tentar e falhar até termos êxito.

A verdade é que não posso apontar exatamente o que vale sua energia, mas sua vida pode.

Quando vivemos assim, cada momento se torna uma oportunidade de responder a perguntas importantes: *quanta força vital devo colocar nisso? E naquilo?* Nós nos tornamos cada vez mais aptos a dizer "*Kutch par wa nay*" para tudo que não importa, como minha mãe ensinou meus irmãos e eu a fazer muitos anos atrás. O processo em si se torna bonito e nos dá vida.

Quando praticamos isso, é inevitável nos depararmos com pensamentos e coisas que percebemos que estão drenando nossa força vital. Em alguns casos, é fácil de lidar; simplesmente deixamos esses elementos desaparecerem e seguimos em frente. Mas o que fazer quando identificamos atividades, lugares ou até pessoas que estão drenando nossa força vital, mas não conseguimos ou não queremos eliminá-los? Como encontrar um jeito de mudar nossa relação com os elementos que queremos manter sem excluí-los?

34

ALIMENTE O QUE É POSITIVO

Assim como em muitas verdades que compartilhei com você, tudo é uma questão de perspectiva.

Quando tento explicar a meus pacientes o conceito de como gastamos nossa energia, muitos adotam de imediato a interpretação inversa e começam a pensar em como *conservar* sua energia, o que está completamente equivocado. Baseia-se numa visão negativa. Muita gente está tão acostumada a essa visão negativa que nem sequer a percebe. Mas eu noto porque vejo tudo — tudo *mesmo* — pelo ângulo positivo.

Isso quer dizer que, quando percebemos que algo, algum lugar ou alguém está drenando nossa energia, não precisamos cortá-lo de nossa vida por completo. É possível conscientemente oferecer-lhe um tipo de energia diferente. Precisamos assumir as rédeas e decidir como vamos mudar essa interação de negativa para positiva.

Passar pelo divórcio foi provavelmente a situação mais difícil que vivi. Muito depois de me decidir e mudar a placa do carro, eu tinha que me esforçar para pôr energia positiva no que acontecera. Claro, eu podia pôr energia positiva no resto da minha vida e ser grata por tudo que ainda não entendia, mas sentir-me bem em relação ao divórcio em si foi muito mais difícil.

Durante aquele período, Bill e sua nova esposa em grande medida não faziam parte de minha vida no sentido concreto. Quase nunca nos víamos. Mas, no que dizia respeito à minha vida emocional e mental, eles estavam muito presentes. Percebi cedo que pensar na nova esposa de Bill drenava minha energia e que, no fim das contas, eu não devia nada a ela. Eu a liberei, *kutch par wa nay*, como flores na água. Não lhe desejo o mal, mas também não gasto uma gota de energia com ela. Essa decisão por si só liberou uma boa parte de minha força vital para outras coisas.

Mas eu não queria cortar Bill de minha vida. No dia em que nos casamos, prometi amá-lo para sempre, e essa promessa não terminou com o fim de nosso casamento.

Eu perdoara sua decisão. Mas sentia que minha força vital ainda estava indo para ele de modo negativo e percebia que eu estava menos vibrante e viva por causa disso.

O Bill que me deixara estava comigo quando eu ia para a clínica toda manhã. Estava comigo quando eu me sentava para ver o pôr do sol na maioria das tardes, o brilho laranja e rosa contra a silhueta dos cactos no deserto. O triste é que esse não era sequer o Bill que eu conhecia. Eu havia conseguido fazer as pazes com o universo e encontrar alegria em tudo o que aprendera, mas não deixara a dor ir embora. Minha energia estava sendo drenada pela ideia do divórcio, e por mais que eu tentasse me encher de sumo, este voltava a se esvair de mim. Eu ficava arrasada ao pensar que o que eu me lembraria de nosso casamento era o modo como terminara e a mágoa que viera junto.

Até que aprendi mais uma lição de Bill e do divórcio. Na noite de meu aniversário de 79 anos, eu tive um sonho.

No sonho, toda a família estava reunida à grande mesa de carvalho da casa onde havíamos vivido durante a maioria dos anos que passamos juntos com nossos filhos. Todos eles estavam presentes, assim como Bill. Minha mãe estava ali também. Ela se aproximou de mim, beijou-me no rosto e disse: "Diga a Bill que agora ele precisa ir."

Eu me virei para Bill e disse: "Você tem que ir embora."

Ele se levantou, deu-me um beijo de despedida e se encaminhou para a porta. Foi quando percebi que ele segurava uma centena de cordas prateadas, que estavam amarradas em torno de mim. Fui forçada a me levantar e acompanhá-lo contra minha vontade. Eu lutava, mas não conseguia me libertar.

Então toda a família se levantou também, e vi que cada um deles estava segurando uma tesoura.

Um a um, eles cortaram as cordas prateadas até eu me libertar. Bill não prestou atenção, como se não soubesse das cordas, e continuou seu caminho. Entrou no carro e foi embora.

Quando acordei, entendi que as cordas simbolizavam a negatividade, e não nossa *conexão*.

Nos anos que se seguiram, enviei muito amor ao Bill que se casara comigo. Eu lhe dei a força vital que queria dar. Ofereci amor às lembranças de nosso casamento, aos bons tempos que havíamos tido juntos, às coisas engraçadas que nossos filhos haviam dito, aos triunfos e surpresas ao longo da carreira compartilhada. Ao mesmo tempo, parei de dar minha força vital ao Bill que me deixara porque este era um homem que eu mal conhecia. Pus energia naquilo que funcionara e me recusei a dar energia ao que não dera certo. Conscientemente, investi energia em Bill — mas era a energia positiva que alimentaria minha força vital, não a energia negativa que a drenaria.

Hoje, quando penso em Bill McGarey, esse amor é minha melhor lembrança.

É o que sugiro que você faça ao perceber as mudanças sutis em como gasta sua energia. Se não gosta de uma parte de certa atividade, mas quer mantê-la, ajuste a energia que está dando a isso. Se não gosta de parte de uma pessoa, mas quer que ela permaneça, mude o modo como se relaciona com essa pessoa — tanto em suas interações quanto em sua mente e seu coração. Encontre aquilo de que você gosta. Dê a isso seu melhor. Ofereça tudo. Invista sua força vital.

Há muitos jeitos de fazer isso. Uma amiga querida, depois de anos abençoada com um grande quintal, teve que ir morar num apartamento pequeno. No início, estar em casa a incomodava. Ela sentia falta de um jardim para cuidar. Sentia falta de olhar pela janela o quintal do vizinho e se incomodava porque sua nova vista era um mar de tijolos e concreto. Então comprou uma planta para a casa, depois outra, e depois outra. Fez um pequeno canteiro na varanda e plantou tomate-cereja. Deu tudo o que tinha a seu pequeno jardim, encheu sua vista de verde e passou a amar seu novo lar, assim como amara o anterior.

Um paciente meu, Eric, precisou reavaliar a carreira depois da pandemia de Covid. Acabara gostando de trabalhar em casa e não queria voltar para o escritório. Mas seu gerente pensava diferente e, quando o home office foi suspenso, Eric teve que voltar ao escritório em horário integral. Da perspectiva financeira, ele não podia largar o emprego, então perguntou a si mesmo o que mais gostara ao trabalhar em casa. Constatou que havia adorado as relações que desenvolvera com os vizinhos, conectando-se com eles de pequenas maneiras no decorrer dos dias, e que gostara de passar mais tempo com seu cachorro. Também detestava a reunião da manhã no escritório, que achava sem sentido.

Eric argumentou com o gerente, e juntos eles organizaram alguns eventos sociais no horário do almoço para que colegas de diferentes departamentos pudessem se conectar fora do trabalho. As conexões sociais que criaram tornaram mais significativos os momentos em que se esbarravam no escritório e inspiraram uma reunião da manhã bem mais animada. Eric constatou que, quando punha sua energia na conexão com os colegas, a reunião era menos chata; em vez de ficar esperando que a reunião acabasse, ele começou a ansiar por ela. E, mais importante, o gerente concordou em deixá-lo levar o cachorro para o trabalho algumas vezes por semana, o que trouxe alegria e prazer para todos no escritório.

Esses exemplos nos lembram que, com frequência, não é o que está fora que precisa mudar para que sejamos felizes; normalmente, é uma mudança interna na intenção o que nos liberta.

35

MUDE O FOCO

Quando algo prende sua atenção negativa, é necessário fazer uma escolha: você vai se afastar dessa atividade, pessoa, pensamento ou lugar, ou vai ficar preso ali? Se decidir ficar, a única atitude a se tomar em seguida é encontrar o que há de positivo e alimentar isso. Preste atenção ao que importa. Não continue enfrentando sua vida com negatividade — em vez disso, dê o seu melhor.

Alguns anos antes de nos conhecermos, Barry recebeu um diagnóstico de síndrome da fadiga crônica. Nessa época, ele tinha mais de 70 anos e se tornara avô havia pouco tempo. A fadiga crônica é causada por um vírus latente, como o Epstein-Barr, ou por uma bactéria transmitida pela picada do carrapato, como aquela que causa a doença de Lyme. Mas muita gente tem esses vírus e bactérias no organismo e *não* sofre no longo prazo; de algum modo, a energia dessas pessoas é direcionada de modo diferente. É por isso que, quando trato essas doenças, não olho apenas o patógeno, mas como e para onde o paciente direciona sua energia.

No consultório, Barry afundou na cadeira. Ele me parecia mais velho do que alguém na casa dos 70 anos — não fisicamente, embora a maior parte de seu cabelo fosse branco e sua pele estivesse mais flácida.

Ele me descreveu os sintomas. Por mais que dormisse, sua energia parecia não retornar. Ficava na cadeira reclinável da sala com mais frequência, assistindo aos noticiários diurnos. Enquanto isso, sua esposa dava conta sozinha de tudo que antes os dois costumavam fazer juntos: cuidar do jardim e encontrar amigos para o jogo de bridge semanal.

— Ela está um pouco mais lenta do que 30 anos atrás, mas ainda está ativa — explicou ele. — Quer dizer, está ativa de um jeito que eu com certeza já *não* estou. Ela acorda de manhã e vai fazendo isso, fazendo aquilo, telefonando para os amigos e conversando. E eu fico pensando: *será que é isso? São esses os "anos dourados"?* Eu tenho que me perguntar: *será que estou velho?*

Seus olhos se arregalaram quando ele disse isso, como se de repente se sentisse constrangido por fazer essa pergunta a alguém 20 anos mais velho.

Notei sua postura ao caminhar quando entrara no consultório: ele arrastara os pés de leve, com os ombros um pouco curvados. Com certeza havia algum problema. Era como se sua força vital o estivesse contornando; a vida acontecia à sua volta, mas ele não participava dela, e não só porque estava perdendo os jogos de cartas semanais.

— Bem, como você está gastando sua energia? — perguntei.

Barry bufou, e seu rosto se contorceu um pouco.

— Que energia? — perguntou secamente. Mas, em seguida, ele sorriu e perguntou: — Mas, sério, o que você quer dizer com *gastar*? O médico disse que eu devia descansar.

— Bem, sim, é verdade, mas quando *não está* descansando, você gosta do que faz? Gosta de como gasta seu tempo? As coisas nas quais você põe energia deixam você mais energizado?

— Acho que nunca pensei nisso assim — respondeu ele, esfregando as mãos juntas sobre o colo. — Achei que eu deveria poupar energia.

Ele parecia nervoso e desconfortável.

Como faço com muitos pacientes, comecei a perguntar sobre sua infância. Queria entender as lentes através das quais ele via a vida. Por que estava tão preocupado em arriscar sua energia?

Barry me contou que sua mãe era muito avessa a riscos. Embora, mais velho, ele entendesse que ela sofria de ansiedade e não a culpasse por isso, sua infância não havia sido muito diferente daquela do amiguinho de meu filho Carl que ia brincar de luvas. A mãe de Barry gritava para ele não subir alto demais nos brinquedos do parquinho, e raramente ele tinha permissão para sair de casa sozinho — mesmo para o jardim da frente. Ele me contou uma lembrança particularmente forte de sua mãe lhe dizendo para não andar de bicicleta na rua sem saída onde moravam por temer que um carro o atropelasse. Desde então, ele havia parado de pedalar. Enquanto os outros meninos corriam pela cidade de bicicleta, ele ficava a maior parte do tempo dentro de casa.

— Mas eu gostava de ficar sozinho — explicou, sorrindo. Parecia genuíno. — Só não gostava de me sentir deixado de lado. Quando me lembro, acho que eu queria explorar mais.

Na adolescência, Barry passara mais tempo com outros jovens. Embora gostasse da companhia, ele se sentia compelido a fazer tudo o que os outros faziam. Um amigo estava no time de basquete, então ele entrou para o time de basquete. Outro amigo ingressara numa certa universidade, então ele também foi atrás.

— Acho que para mim é difícil saber do que realmente gosto, dra. Gladys. Sei do que as outras pessoas gostam, e sei do que devo gostar, mas não sei do que *eu* gosto. Além disso, não quero decepcionar ninguém, em especial minha esposa.

Juntos, Barry e eu decidimos que ele precisava descobrir, mesmo que sua esposa se decepcionasse com a resposta.

Começamos a discutir como ele poderia mudar o que pensava sobre como gastava sua energia, em vez de tentar não gastá-la. De imediato, ele observou que assistir aos noticiários não estava ajudando, então começou a usar o tempo que passava sentado para escrever histórias de sua vida. Depois de redigir tudo de que conseguia se lembrar, passou a inventar histórias, imaginando os lugares onde poderia ter ido se tivesse explorado mais, e o que poderia ter feito. Gostou de ler essas histórias em voz alta para os filhos adultos e os netos jovens.

Como sua agenda de aposentado permitia, Barry passou meses inteiros fora, indo sozinho a uma cabana no bosque ou de férias na praia. Fez passeios a partes do estado onde nunca havia estado e chegou a programar uma viagem internacional. Até que sua esposa se cansou de cuidar do jardim sozinha e, juntos, os dois tomaram a decisão de morar numa casa menor para que ela pudesse cuidar de um jardim menor enquanto ele viajava.

Mais ou menos um ano depois, Barry voltou a meu consultório e contou que tinha muito mais energia. Durante as viagens, voltara a pedalar pela primeira vez em mais de 60 anos. Gostava de trabalhar em seus textos e aprimorá-los. Ainda descansava mais do que quando tinha 40 anos, mas já não se sentia fatigado. Sua vida parecia plena, e ele estava usando o tempo ocioso para se preparar para o resto dela.

Além disso, ele estava empolgado ao perceber que a esposa estava muito mais feliz também. Durante os anos que ele passara sentado, ela assumira cada vez mais as responsabilidades conjuntas que tinham e também se cansara da rotina. Ela estava feliz com a casa e o jardim menores. Gostava de ter tempo para si mesma. E estava aliviada por não ter que usar *sua* força vital para fazer Barry feliz porque ele finalmente estava assumindo a responsabilidade por isso. O casamento estava passando por um pequeno renascimento, explicou Barry, e até os filhos haviam notado o quanto ambos pareciam mais animados.

Com mais de 70 anos, Barry começou a gastar sua energia no que lhe dava alegria e fazia sentido, e, no processo, constatou que sua energia começou a retornar. Voltou a gostar de viver, e seu corpo parecia cada vez melhor. Nunca voltou a jogar cartas, porém. Acabou que, para ele, o bridge simplesmente não era divertido. Sua esposa adotou a irmã como nova parceira de jogo e, enquanto elas jogavam, Barry saía para longos passeios de bicicleta ao sol.

Se você está lutando para encontrar energia para cumprir as tarefas diárias, talvez seguir o exemplo de Barry e perguntar a si mesmo se realmente quer realizar essas atividades ajude. Elas lhe dão alegria? Drenam sua energia ou a amplificam? Aumentam seu amor, dão sumo e vitalidade, e fazem você se envolver com as pessoas à sua volta? Se as respostas a essas perguntas não vierem com facilidade, pense em meus outros cinco segredos. Permita que lhe ajudem a identificar o sentimento da força vital que flui dentro de você. Então refaça as perguntas e veja se algo mudou.

Depois, é hora de começar a fazer escolhas: o que você quer fazer? Como pode conseguir isso? O que ainda quer ser, explorar, aprender ou descobrir?

Talvez também ajude mexer um pouco em sua rotina. Procure o ritmo da vida e o acompanhe. É provável que note que fazer pequenas mudanças em seus dias pode ajudar na percepção de que você é a fonte de sua energia e de que as atividades e relações estão aí para aumentar a força vital que já tem. Identifique as falsas crenças a respeito de evitar riscos ou de não ter o bastante que talvez estejam sendo alimentadas. Essas ideias estão ajudando você? Que mudança de perspectiva pode ajudar a ajustá-las?

Quando fazemos isso, retornamos ao fluxo do mundo natural. Percebemos que o sol nasce toda manhã sem se preocupar se vai ficar sem energia porque ele sabe que é a fonte e sabe que ela nunca termina. Enquanto há vida, há energia. Cabe a nós investir no que é importante.

Prática: Abraçando a vida

1. Pense nas atividades, pessoas e lugares onde você pôs energia ao longo da vida. O que a drenou? Onde você pode investi-la e ter um retorno?

2. Agora tente sair de sua mente pensante por um instante e *sentir*. Deixe seus pensamentos vagarem por essas mesmas atividades, pessoas e lugares, mas agora, em vez de pensar, *sinta*. Sua energia flui livre ou se contrai? Você sente um aumento ou uma redução de força vital? A mudança é sutil, mas a prática dos outros exercícios deste livro preparou você para responder a essas perguntas. O que seu *conhecimento mais profundo* diz?

3. Com base no que sentiu, escolha conscientemente uma atividade, pessoa ou lugar que lhe traz mais energia. Como seria possível convidar mais disso para sua vida? Você pode praticar essa atividade com mais frequência, telefonar para essa pessoa ou passar mais tempo nesse lugar? Pense em uma pequena mudança e coloque-a em prática.

4. Ainda com o passo 2 em mente, pense nas pessoas, nos lugares e nas atividades que drenam sua energia. Escolha pelo menos um que você possa interromper por completo, assim como Barry parou de jogar bridge. Escolha algo pequeno para começar. Seu conhecimento mais profundo vai guiar você. O que é preciso para desistir? Você pode fazer isso com gratidão e amor?

5. Em seguida, pense em tudo que está drenando sua energia, mas que você não quer ou não consegue liberar. Como seria possível investir sua força vital de um jeito diferente? Você pode

mudar o modo como pensa nessa pessoa, como gasta tempo nesse lugar ou o tipo de energia que põe nessa atividade?

6. Depois de refletir sobre essas questões e talvez até fazer algumas anotações, abra bem os braços e imagine-se abraçando a força vital. Sinta a energia ilimitada da vida emanando de seu coração e das pontas dos dedos. Abrace a vida com todas as alegrias e tristezas, os desafios e aprendizados, os triunfos e surpresas, e alegre-se por ter recebido o precioso dom da vida. Você pode realizar esta prática assim que acordar ou antes de dormir, permitindo-se abraçar a amplitude da vida à sua volta.

Conclusão

O MOMENTO CERTO É AGORA

Uma noite, no início de 1960, Bill e eu assistimos a uma palestra sobre parto com participação do marido. Na época, a ideia era quase revolucionária na comunidade médica, e eu estava empolgada por estar com outros médicos e profissionais que constituíam a vanguarda das práticas de parto autorizadas que punham o nascimento de volta nas mãos das mulheres, de seus parceiros e dos profissionais escolhidos por eles. Na época, eu estava mais ou menos na 38ª semana de gestação de meu sexto filho. Já tivera sorte o bastante de dar à luz meu quinto filho em casa, sem intervenções, e pretendia fazer o mesmo com o bebê que estava residindo em meu ventre na época.

Olhei com carinho para ele. Foi quando percebi que algo estava errado.

Pus as mãos na barriga por instinto, sentindo o volume criado por seu corpinho dentro do meu. Minhas mãos eram treinadas pelas assistências em centenas de gestações e confirmaram minhas suspeitas na hora. Meu filho, que em questão de semanas precisaria sair pela cabeça, estava sentado sobre o bumbum. Senti sua cabecinha perto de minha caixa torácica — o exato oposto de onde precisava estar.

Eu já havia virado bebês no útero muitas vezes, mas em geral não numa fase tão avançada do processo, e nunca um bebê meu. Sabia que muitos bebês de culatra nascem saudáveis. Também sabia que a posição do bebê inevitavelmente complicaria o trabalho de parto. Enquanto o palestrante falava, comecei a lidar com a situação antes que a preocupação se transformasse em alarme. Fiz o que sempre fazia quando virava um bebê antes do nascimento: comecei a falar com ele.

Ouça aqui, pequenino, comuniquei-me internamente com meu filho. Repousei uma das mãos suavemente sobre sua cabeça e a outra sobre seu bumbum. *Você tem que nascer daqui a algumas semanas. Vai ser um pouco difícil para você e um pouco difícil para mim, mas eu sei que vamos conseguir e, no fim, vai ser maravilhoso. Mas, para isso acontecer, você tem que dar uma viradinha. Precisamos de sua cabeça embaixo quando as contrações vierem. Precisamos que você se vire para olhar para a vida.*

Ao mesmo tempo, eu falava comigo mesma. A Gladys mãe estava preocupada. Mas a dra. Gladys era mais esperta. *Não se preocupe. Não precisa ter medo de nada. O que está acontecendo está acontecendo e, se está acontecendo agora, está acontecendo no momento certo.*

O medo nos diz que é tarde demais. Que não fizemos o suficiente, que não fomos o suficiente, que não vimos o suficiente, que não aprendemos o suficiente e que não ganhamos o suficiente. Que estamos muito atrás, que há outros à nossa frente e que estamos ficando sem tempo. Mas o amor está sempre no momento certo. A vida está sempre no momento certo. Esse momento merece respeito.

Percebemos o poder do tempo nos momentos mais importantes da vida: no nascimento, na morte, no sofrimento e na cura.

Espero que você leve as lições que compartilhei para o resto da vida. Talvez se sinta mais identificado com um segredo do que com os outros. Talvez queira ver como cada um funciona para mudar sua perspectiva ao longo da vida. No processo, talvez se depare com algumas perguntas comuns baseadas no medo: *será que é tarde demais? Será que estou atrasado demais?*

E a pergunta que sempre me faz rir hoje em dia por causa de minha idade: *será que estou velha demais?*

Quanto mais vivemos para relembrar a vida, mais cômica essa pergunta se torna.

Maggie Mae, minha bisneta esperta e atrevida, fez 5 anos há pouco mais de um ano. Ela queria uma festa de aniversário de princesa, com fitas e balões pela casa, e disse a todos na família o que precisavam fazer para ajudá-la a comemorar, dando a cada pessoa uma tarefa especial ou um papel para representar. Seu pai iria limpar a casa, seu irmão de 2 anos não podia ir à pré-escola, sua avó iria cuidar de seu novo irmão bebê, e sua mãe iria assar e decorar o bolo. Depois que os presentes haviam sido abertos, que o bolo bonito havia sido devorado e seu dia feliz e cuidadosamente orquestrado estava chegando ao fim, Maggie Mae adquiriu um olhar triste. A família perguntou qual era o problema.

— Agora eu tenho 5 anos. Todos meus dias de 4 anos acabaram. Agora eu tenho que crescer — respondeu ela.

Maggie Mae levou muito a sério o negócio de crescer. À mesa do café da manhã, no dia seguinte, quando seu pai lhe passou a geleia para a torrada, ela disse:

— Estou humildemente honrada com sua generosidade.

Ninguém havia ensinado a ela essa frase nem a instruído a dizê-la. Tratava-se de sua própria adaptação à circunstância de ter 5 anos — ou de ficar mais velha.

Acho que muitos de nós olhamos para a vida e o envelhecimento assim: cada ano que passa um toque de clarim anuncia que a diversão acabou, que é hora de crescer e ficar sério. Ou chegamos a uma certa idade ou fase da vida e sentimos que paramos de crescer, que a cura é impossível ou que nunca vamos mudar. O engraçado na juventude é que ela sempre parece estar fugindo de nós. Até mesmo Maggie pensou que estava velha demais! Mas nós nunca paramos de crescer. E a cura nunca é impossível. É sempre o momento certo de fazer uma mudança.

É por isso que, quando pacientes me procuram com a preocupação de que estão velhos demais, eu as dispenso. "*Ninguém* é velho demais", digo. Imagino que, em minha idade, ganhei o direito de fazer essa declaração.

Como espécie, somos um pouco confusos em relação à idade em geral. Temos consciência de que um dia todos vamos morrer, portanto, de certa forma, cada dia é um a mais em direção ao fim. Mas, com o passar do tempo, começamos a perceber que a ideia de que alguém é "velho demais" para algo é simplesmente absurda. Torna-se risível, como a séria admissão da doce Maggie Mae de que fazer 5 anos significava que era hora de crescer.

Você consegue se lembrar da primeira vez que se tornou consciente de sua idade? Para a maioria das pessoas, aconteceu muito tempo atrás. Consegue se lembrar da primeira vez que pensou que era "velho demais" para aprender a tocar um instrumento, "velho demais" para voltar para a escola, "velho demais" para mudar de carreira, ou "velho demais" para mudar uma relação?

Pensando agora, você era mesmo "velho demais" na época?

Se não era, por que tem tanta certeza de que é "velho demais" agora?

Ao cuidar de mulheres grávidas e acompanhar seus partos, conheci muitas que tinham ouvido que eram velhas demais para se tornarem mães. Uma dessas mulheres foi minha colega na escola de medicina. Depois de cinco abortos espontâneos e perto dos 50 anos, ela engravidou e deu à luz um menino de 4,5 quilos. Vi tantos exemplos como esse que já não os acho tão milagrosos. Aliás, há uma história antiga em minha família de que uma de minhas tias-avós teve um bebê aos 60 anos e outro aos 62! Encaro isso como mais um dos mistérios do universo.

Isso não significa que toda mulher vai dar à luz bebês depois de uma certa idade — ou que algum dia vai dar à luz. Esses são mistérios sobre os quais não temos poder. Não podemos controlá-los, podemos simplesmente nos render com esperança e gratidão, e ver o que acontece.

Em parte, o que torna acontecimentos misteriosos possíveis é a crença de que não sabemos tudo, de que há coisas maiores que nós e que não podem ser explicadas. Penso que é extremamente importante manter o sentimento de admiração pelo mundo conforme envelhecemos. É o que nos mantém jovens. Nossas almas se beneficiam de cultivarmos a ideia de que não sabemos o que vai acontecer ao longo da vida.

Eu me pergunto o que aconteceria se invertêssemos a perspectiva na expressão "velho demais"? Em vez de pensarmos que estamos desperdiçando tempo *não* fazendo seja lá o que for que gostaríamos de fazer, e se considerarmos que temos, na verdade, trabalhado nisso sem parar?

Gosto de brincar que sempre informo Deus de minha programação, mas ele não escuta. O universo não entende meu *timing* mais do que posso entender o *timing* divino.

É assim que o tempo funciona.

Já aconselhei muitas mulheres grávidas com tornozelos inchados que apontavam para a barriga gigante e reclamavam: "Eu quero que ele saia! Agora!" Minha resposta é simples: "O bebê vai sair quando estiver bem e pronto. Prometo."

A verdade é que, embora às vezes seja necessário tirar o bebê antes de estar pronto, isso geralmente não é o melhor para ele. Coisas importantes estão acontecendo ali dentro, mesmo que não saibamos o quê.

No mundo de hoje, estamos muito preocupados em manifestar. Muito interessados no momento em que algo passa a existir — em que publicamos um livro, compramos uma casa ou recebemos um prêmio.

Mas esse é apenas um lado do que está acontecendo. No profundo subterrâneo energético do universo, as coisas que vamos acabar manifestando estão passando por uma gestação. Estamos reunindo experiências para o livro. Estamos trabalhando para poupar dinheiro para a casa. Estamos aprendendo e fazendo as coisas que vão inspirar alguém a nos oferecer um prêmio.

Chamo esse processo de *femifestar*. É o que está acontecendo em nosso útero e com nossa força vital ao longo dos anos. Estamos nos abastecendo, nos preparando, aprendendo. Em grande parte, olhar para a vida é aceitar o *femifestar*, mesmo quando não o entendemos.

Às vezes, estamos bem e prontos, mas alguém, algo ou mesmo o próprio mundo está femifestando, preparando-se para receber o que temos a oferecer.

Quando deixou a Índia para sempre, tia Belle ingressou em um serviço religioso onde conheceu um pastor chamado Ed, que ficara viúvo pouco tempo antes. Acho que tia Belle não estava nem sequer pensando em casamento na época — já havia passado muito da idade considerada "ideal" para se casar e nunca demonstrara muito interesse por homens. Mas ela e Ed se apaixonaram, e um mês depois tiveram um casamento muito feliz. Ambos iniciaram um capítulo novo da vida juntos.

Se tivessem se conhecido antes, Ed estaria casado. Se Belle fosse mais jovem, poderia não ter se interessado em se estabelecer na periferia de Nova York. Nos anos anteriores ao encontro, ambos haviam estado bastante ocupados, portanto, embora incomum, o *timing* foi simplesmente perfeito.

Ouvi dizer que, nos trópicos, esse conceito às vezes é chamado de *hora do coco*. O coco cai quando está pronto para cair. Não é possível saber quando vai acontecer, mas sem dúvida podemos desperdiçar bastante força vital na tentativa de descobrir. Às vezes o coco cai e não sabemos por que demorou tanto. Não é da nossa conta e não vai nos ajudar em nada saber. A vida continua, e cabe a nós seguir seu fluxo.

Meu pai nos contava uma história que ilustrava muito bem essa ideia. Um dia, ele e um querido amigo da família, Harry Dean, foram enviados para matar um crocodilo. De vez em quando, pediam a eles para matar o que chamávamos de "comedor de homem" — um predador idoso que ficara lento demais para caçar como antes, provara o gosto dos humanos e descobrira que eram presas fáceis. Esses animais espreitavam vilas, às vezes matando famílias inteiras, um a um. Harry e meu pai eram conhecidos como pessoas corajosas, fortes e boas de tiro; então, quando ficavam sabendo dos comemores de homem, saíam para matá-los tão depressa e humanamente quanto podiam.

Eles localizaram e mataram o crocodilo, depois começaram a processar a carcaça para aproveitá-la ao máximo. Dentro do estômago do crocodilo, encontraram primeiro um monte de joias. Ambos ficaram horrorizados e aliviados porque significava que haviam apanhado o animal certo: o crocodilo havia comido pelo menos uma senhora bem de vida. Ao revirarem a sujeira do estômago, encontraram algo mais: uma tartaruga. Havia ficado completamente branca por causa do tempo que passara dentro do conteúdo ácido do estômago do crocodilo. Meu pai e Harry ficaram maravilhados com a visão.

E então algo ainda mais chocante aconteceu: a tartaruga começou a se mexer. Esticou a cabeça para fora do casco — devagar, como todas de sua espécie — levantou-se e saiu andando.

Meu pai nos contou essa história várias vezes quando éramos crianças. Nós a adorávamos, e ele jurava que era verdade.

— Imaginem isso da perspectiva da tartaruga! — Ele ria. — Ela com certeza não sabia que seria salva! Quando as coisas parecerem sombrias e você ficar tentado a desistir, lembre-se da tartaruga e aguente mais um pouco.

Quando crianças, aprendemos a aguentar mais um pouco. Pensei naquela tartaruga muitas vezes enquanto atravessava momentos extremamente difíceis, que pareciam tão sombrios quanto o interior da barriga de um crocodilo. Pensei também naquela tartaruga quando houve alguns aspectos do *timing* universal que eu simplesmente não conseguia entender. Tudo tem seu tempo — e não cabe a nós entender.

A cura também tem seu tempo. Com muita frequência, o tempo é o ingrediente secreto que permite que a cura aconteça.

Às vezes, enquanto desejamos que as coisas sejam mais rápidas, elas estão exatamente no ritmo que deveriam. Se não tendêssemos tanto à velocidade, talvez fosse mais fácil aceitar o femifestar do universo.

Entender essa ideia nos abre para uma nova possibilidade que talvez não tenhamos considerado antes. E se quanto mais as coisas demoram, melhores são? O que isso significaria? E se, em vez de correr atrás da juventude e do tempo perdido, aceitássemos o processo de envelhecimento e abríssemos espaço para a ideia de que a vida pode se tornar cada vez melhor com o passar do tempo?

Pense neste conceito radical: diferente do que nossa cultura obcecada pela juventude nos faz acreditar, talvez nós possamos nos tornar cada vez melhores à medida que nossos corpos envelhecem. Aliás, devemos!

Por essa perspectiva, envelhecer não implica compensar as capacidades perdidas ou enfraquecidas, mas estar mais propenso a aceitar o que fomos feitos para ser. Cada ano que passa nos conecta mais com nosso propósito.

Tive outra chance de aprender isso ao encontrar minha voz aos 93 anos.

Sonhei que era criança e havia saído escondida para cantar canções não religiosas num domingo. Isso era malvisto em casa, então estava com medo de me meter em problemas. Mas então

Jesus em pessoa apareceu e riu, incentivando-me a continuar cantando mesmo assim. Acordei de supetão.

Na época, eu era médica e líder em medicina havia muitas décadas. Também era mãe, avó e bisavó. Vinha usando minha voz havia algum tempo. Tratara pacientes, falara em conferências, cantara cantigas de ninar. Mas não havia aprendido a confiar em minha voz. Não aprendera a confiar em minha intuição a respeito do que eu sabia que era verdade: nesse caso, que cantar era *sempre* bom se fosse com alegria! Depois de mais de nove décadas no planeta, eu ainda duvidava de que minha mensagem era boa o bastante ou de que eu tinha o que era necessário para expressá-la de modo adequado.

Se eu não tivesse tido aquele sonho e encontrado minha voz, talvez não estivesse escrevendo este livro para você hoje. Esse foi o tempo de que precisei para chegar a este momento.

Meu pai não sabia como seriam os últimos anos de sua vida. No início, depois que minha mãe morreu, ficamos todos preocupados com sua reação. Os dois haviam sido um time e tanto por muito tempo. Tiveram mais do que um casamento; eram colegas, amigos e confidentes. Haviam tido uma vida incomum, o que para ele poderia dificultar se relacionar com outros que haviam escolhido um caminho mais convencional. Eu não queria que ele ficasse solitário.

Até que meu pai surpreendeu a todos nós. Primeiro ficou amigo da mãe de minha cunhada, que todos nós chamávamos de Mother Daniels, e então de repente anunciou que iriam se casar. Achamos a notícia maravilhosa. Meu sobrinho, que já estava na escola de medicina, se divertiu muito; ele precisava obter permissão dos professores para tirar um tempo livre e ir ao casamento, então disse que iria ao casamento dos avós. Os professores responderam: "Bem, já era hora, certo?"

Nos anos que meus pais viveram juntos, houve muita alegria, mas também muito trabalho. Estavam numa missão, literalmente.

O primeiro casamento de Mother Daniels havia sido semelhante: forte, seguro e sólido. Mas meu pai e Mother Daniels decidiram que o deles seria diferente. Eram companheiros, mas focavam a diversão, sem qualquer trabalho duro envolvido. Ambos sentiam que nunca haviam realmente brincado. Nos últimos 2 anos de vida de meu pai, ela fazia colchas, e ele jogava xadrez. Simplesmente se divertiram juntos.

Quando meu pai soube que estava perto do fim, disse a Mother Daniels que queria ser enterrado com minha mãe, e ela entendeu. Os dois tomaram um avião para o Arizona, e ele foi direto para o hospital, onde permaneceu até morrer. Mother Daniels cantou hinos religiosos enquanto ele fazia a passagem. Em seu último suspiro, meu pai pronunciou palavras junto a ela. No caminho para casa naquele dia, Mother Daniels e eu falamos sobre o *Aleluia!* que todos estavam cantando do outro lado. Ficamos maravilhados com a atitude doce e bela de Mother Daniels de liberar meu pai para ser enterrado com minha mãe, que o receberia no reino seguinte. Depois de um longo e feliz casamento com minha mãe, aqueles anos com Mother Daniels foram a cereja do bolo.

Tenho o prazer de dizer que os últimos anos de minha vida têm sido absolutamente maravilhosos. Minha família cresceu. Aprendi mais sobre mim mesma. E ainda não terminei. Na verdade, ainda acordo com o mesmo pensamento toda manhã: *Tudo bem. O que você vai aprender hoje?*

Aprender nos ajuda seguir em frente — e seguir em frente nos ajuda a viver.

Um dos jeitos de seguir adiante é criar um plano de 10 anos. Por que um plano de *dez* anos? Bom, pensar em toda nossa vida é simplesmente aterrador. Do mesmo modo, se focarmos por um tempo curto demais, nos sentimos ineptos, como se não pudéssemos concluir mais nada. Tente fazer isso agora. É simples: pegue papel e caneta e escreva o que quer fazer na próxima década.

Um plano de 10 anos abre espaço para tudo. Assegura que vai existir tempo para femifestar *e* para manifestar. É um período longo o bastante para mantermos nossa força vital ativada, mas também curto o suficiente para conseguirmos alcançar o que almejamos, sacudir a poeira e fazer um novo plano.

Meu plano de 10 anos atual envolve cumprir um sonho que tenho há muito tempo. Desde os anos 1970, venho visualizando a Vila da Medicina Viva, onde as pessoas vão poder se reunir para praticar o bem-estar e estar plenamente vivas. Vai ser mais do que apenas um centro de cura, vai ser uma verdadeira comunidade, onde os corpos humanos vão ser reconhecidos como o santuário divino que são. As pessoas dessa vila não vão estar em guerra com a vida, e sim apaixonadas por ela. Ali, vamos buscar a vida juntos.

Ao traçar um plano, incentivo você a estabelecer objetivos claros e deixar bastante espaço para o mistério. Porque nunca sabemos quando tudo vai mudar de repente, quando algo persistente vai dar lugar ao novo.

Nunca sabemos quando vamos estar espontaneamente curados. Nunca sabemos quando vamos ser abençoados com o perdão ou quando nosso sonho finalmente vai se realizar, manifestando-se para nós.

A única certeza é que algo está acontecendo, e somos parte integral disso.

Na palestra sobre parto com a participação dos parceiros, continuei a conversar com meu bebê em silêncio, enquanto Bill permanecia quieto ao meu lado. Ele não tinha a menor ideia do que estava acontecendo à medida que minhas mãos acariciavam a barriga. Quando achei que havia chegado o momento certo, comecei a pressionar o bumbum de meu filho. Continuei a instruí-lo o tempo todo durante o processo.

Olha, bebê, posso ajudar a guiar você, mas não posso fazer isso sozinha. Você tem que se mover. Ponha seu bumbunzinho ali! Ponha a cabeça para baixo; é hora de encarar a vida!

De repente, eu o senti se mover sob minha mão. Em um instante, ele se virou em meu útero, atirando-se como um peixe pulando na água. Um segundo depois, ele se acomodou com a cabeça para baixo e o bumbum para cima. Enquanto meu corpo se ajustava à sua nova posição, eu me inclinei para trás e sorri.

Duas semanas depois, essa criança e eu trabalhamos juntos no parto. Cercada por minha família afetuosa, recebi meu filho David neste mundo formidável e maravilhoso.

Minha sincera esperança é de que, ao ler este livro, minhas palavras tenham ressoado dentro você — ou, se não, que algum dia venham a ressoar. Essas são as maiores lições que aprendi em meus 102 anos. Eu as ofereço como presentes. Que você as receba com alegria.

Assim como fiz meu filho se virar para olhar para a vida, trabalhei nestas páginas para ajudar você a olhar para ela. Mas trata-se de um processo contínuo. É uma prática que devemos adotar todos os dias. Por meio disso, somos chamados a mudar radicalmente, mas aos poucos, com nossa compreensão deixando de pensar que *estamos na vida* e passando a entender que *a vida está em nós.*

Talvez sua conexão com a vida tenha falhado um pouco. Talvez você esteja lutando com a realidade do mundo como ele é. Ou talvez seja como a maioria de nós, algo entre uma coisa e outra, alternando entre momentos melhores e piores, mas tentando dar sentido a todos. Qualquer que seja seu caso, não é tarde demais para olhar para a força vital dentro de você.

Quer você nunca tenha sabido, quer tenha simplesmente esquecido, juro que a vida está aí, pulsando em seu corpo e em sua alma, à espera.

Agradecimentos

Perto de terminar de escrever este livro, eu tive um sonho. Estava numa cerimônia em que receberia um prêmio. Todos estavam sentados a mesas redondas, e alguém estava no palco. Minha mesa ficava mais para os fundos do salão. A pessoa no palco me apresentou e me chamou para receber o prêmio. Eu me levantei, e todos se viraram para me olhar e aplaudir.

Foi nesse momento que percebi que estava usando um vestido longo com botões atrás que iam do pescoço à cintura. Foi também nesse momento que percebi que a longa fileira de botões estava aberta.

Fiquei estática, em choque. Como iria atravessar o salão com os botões abertos? Não dava para abotoá-los e, mesmo que desse, demoraria tempo demais. As pessoas estavam olhando, à espera de que eu subisse ao palco para receber logo o prêmio.

Mas a fé me chamou. A esperança acenou. Algo profundo e verdadeiro, algo além de mim, me compeliu a seguir em frente assim mesmo. Então eu fui.

Quando me afastei da mesa, fiquei surpresa ao sentir alguém chegando por trás para fechar o botão de baixo.

Dei mais alguns passos e senti mais dedos fechando o botão seguinte.

Continuei andando enquanto as pessoas no salão me aplaudiam, e cada uma pela qual eu passava fechava mais um botão do vestido. Quando cheguei à beira do palco, estavam todos abotoados de cima a baixo. Eu estava aliviada e grata. Sabia que podia fazer o que fora fazer na cerimônia: subir os degraus, dizer algumas palavras, sorrir e aceitar o prêmio.

Agradecimentos 263

Mas, como o sonho me mostrou, eu não podia fazer isso sozinha. Talvez nenhum de nós jamais faça nada sozinho. Talvez o maior trabalho seja feito em união, em conexão com outras pessoas. Em minha vida, pelo menos, foi assim. Não é maravilhoso? Ofereço a mais profunda gratidão a cada um que fechou um botão para que eu conseguisse concluir este livro. Foi com a ajuda dessas pessoas que pude apresentar essas ideias ao mundo e este livro pôde vir a existir.

Obrigada à minha mãe e meu pai, à dra. Beth Siehl Taylor e ao dr. John C. Taylor, que me ensinaram não apenas sobre amor incondicional, mas sobre seu papel sagrado na medicina. Sou grata por ter sido criada junto a meus três irmãos maravilhosos, John, Carl e Gordon, e à minha querida irmã, Margaret, que foi minha melhor amiga até o dia em que morreu. À melhor aia do mundo e a seu marido, Dar, que assaram todos os nossos bolos de aniversário em um forno improvisado com uma bacia virada sobre o fogo, e que desde o começo me ensinaram a adorar *curry*. Obrigada aos moradores das vilas, às crianças e a todos que nos ajudaram nos acampamentos por me mostrarem como uma vida simples pode ser uma vida boa. Sou grata à minha tia Belle, que me lembrava de ser firme e manter a fé, e a Harry Dean, cujo espírito de aventura sempre admirei. Obrigada também a srta. McGee, que me ensinou a ler e até me incentivou durante minha adolescência e maturidade. Todos vocês me ajudaram a ter uma infância maravilhosa que se tornou uma vida maravilhosa.

A Jadwiga Kushner, minha melhor amiga na faculdade, que cantava como um anjo, e à dra. Jacqui Chavalle, minha colega de quarto na França, cuja visão global da vida me ajudou a me sentir menos sozinha. Sou grata às minhas tias Lou, Clara e Lydia e à família Siehl, de Cincinnati, que deram grande apoio a mim e a Margaret quando fizemos faculdade tão longe de nossos pais. Também sou grata a Albert e Louise Hjerpe, sem os quais jamais teria conhecido Bill McGarey, e que se tornaram maravilhosos tios para mim ao longo do casamento.

Sou eternamente grata à melhor ajudante doméstica que conheci desde Ayah, a sra. Cain, que chegou para nos salvar em Wellsville, e cuja visão germânica para arrumar a casa, assar pães e educar austeramente filhos nos permitiu atravessar alguns dos anos mais movimentados de minha vida. Obrigada a meus cunhados John e Irma McGarey, que se tornaram amigos queridos. Eram donos do Tastee Freez; mas, no que diz respeito a meus filhos, o maior divertimento de todos era o fato de que tinham uma televisão. Ao filho deles, John B. McGarey, mestre em medicina, que me apoiou pessoal e profissionalmente. A meus outros cunhado e cunhada, o tenente-coronel Bob McGarey e Jane McGarey, que sempre estiveram presentes quando precisei. E ao dr. Bill e à dr. Edith Gilmore, meus colegas de Wellsville, que me apoiaram durante momentos muito difíceis.

Lester e Billie Babcoke se tornaram amigos queridos depois que nos mudamos para o Arizona, e foram eles que me apresentaram a Edgar Cayce, cujos ensinamentos influenciaram muito minha filosofia. Tenho orgulho de dizer que seu filho Hugh Lynn Cayce se tornou um amigo querido ao qual também sou grata. Admiro a forma como Charles Thomas Cayce e Kevin Todeschi continuaram o trabalho de Hugh Lynn. Agradeço a Peter e Alice Riddle, que passaram a fazer parte de nossa família estendida naqueles anos. E, devo dizer, todos aqueles que participaram de meu grupo de estudo "Search for God", na Association for Research and Enlightenment (ARE) ano após ano também se tornaram amigos de toda uma vida. Aos doutores Norman Shealy, Evarts Loomis e Gerald Looney, que fundaram a American Holistic Medical Association (AHMA) num fim de semana em Hemet, Califórnia, comigo e com Bill, e às pessoas incríveis que chegaram e passaram pela AHMA ao longo das décadas, obrigada. A todos aqueles que ajudaram a estabelecer, coordenar e que participaram das conferências e outros eventos da Academy of Parapsychology and Medicine; seria impossível listar todos eles, então ofereço meu obrigada à multidão de médicos incríveis que aderiram à nossa mudança de paradigma, que se tornou a medicina holística. Vocês sabem quem são.

A ARE Clinic conseguiu tocar a vida de inúmeras pessoas, muitas das quais chegaram para aprender e partiram para compartilhar o que aprenderam com o mundo em geral. Às incontáveis pessoas que passaram pela ARE Clinic — médicos, técnicos, enfermeiros, terapeutas, funcionários, pacientes, voluntários e apoiadores financeiros —, minha profunda e sincera gratidão.

A meu irmão Carl e à sua organização Future Generations, que me permitiram realizar meu trabalho internacionalmente. E a todos aqueles no mundo que me tocaram, me ensinaram, me moldaram e me amaram ao longo de anos, muito obrigada.

À minha fiel secretária voluntária por 40 anos, Grace Page, que nunca falhou em sua firme dedicação de manter minha visão viva, envio um abraço para além do túmulo.

Àqueles que trabalharam para criar o Scottsdale Holistic Medical Group, em especial George Andres, Reni Simon e Joe Kalish, que nos ajudaram a pôr tudo nos eixos em duas semanas, e à minha filha Helene, que é o coração e a alma desse incrível lar de cura até hoje, não é possível encontrar palavras adequadas para expressar meu reconhecimento. E a todos aqueles que trabalharam ou passaram por aquela porta, sou eternamente grata.

Àqueles que participaram da criação da Beth Taylor Foundation, que se tornou Gladys Taylor McGarey Medical Foundation e hoje se chama Foundation for Living Medicine, e àqueles que trabalharam na diretoria dessa organização maravilhosa; são muitos para listar, mas todos têm minha gratidão, em especial Bobbie Woolf, Jerome Landau, Fern Stewart Welsh, Barbara Heinemann e Rose Winters, sem a liderança dos quais a fundação não seria a organização incrível que é hoje.

Àqueles que nos abençoaram com seu talento musical, curvo-me em respeito — em especial Joyce Buekers, Steve Halpern e Steve McCarty.

Àqueles que sempre tiveram uma visão para além do presente e estiveram ao meu lado dando seu apoio emocional, prático, pragmático, espiritual e financeiro — em especial Ann McCombs, Dianne Schumacher, Mary Ann Weiss e Frances Tesner —, eu não poderia ter feito isso sem vocês. Obrigada à dra. Katey Hauser, que me ajudou a chegar a outros com minha mensagem por meio do Instagram, e a John Marshall, que gentilmente me proporcionou massagens durante décadas. E a todos aqueles profissionais que aprenderam comigo e levaram ao mundo o que aprendi: sem todos seus esforços, o meu não significaria muita coisa.

A todos aqueles que lideraram e compareceram à miríade de conferências de que participei ao longo dos anos — Council Grove e ARE Clinic Symposia, conferências da Academy of Parapsychology and Medicine, ARE Conferences da Asilomar, simpósios da AIHM, simpósios do Therapeutic Touch Nurses Group e tantos outros —, aprendi muito em cada uma delas. Rezo para que outros tenham aprendido também.

A meus muitos amigos em Scottsdale e além, valorizo muito o amor de vocês: Mantosh Devji, Doris Solbrig, Rita Davenport, James McCready, Mimi Guineri, Marlene Summers, Linda Landau, Lindsey Wagner e Dianne Ladd. E a todo os outros que não mencionei, obrigada.

Tenho grande apreço pelo casamento que tive com o dr. Bill McGarey e não me arrependo de nada. Sou profundamente grata por nossos anos juntos, assim como sou grata pela liberdade que reivindiquei depois que nossos caminhos se separaram. Nosso tempo foi muito importante para mim, bem como para muitos outros; coube perfeitamente no todo maior.

Parte do todo maior inclui a família que criamos. Na manhã seguinte a meu aniversário de 102 anos, acordei ouvindo meus

Agradecimentos

filhos no andar de baixo e me perguntei: *será que morri e fui para o céu?* Mas acho que ainda estou viva, e esses filhos maravilhosos com seus mais de 70 anos são realmente meus. Sou grata a meus seis filhos e seus parceiros: dr. William "Carl" e Deedee McGarey, reverendo dr. John e reverenda dra. Bobbie McGarey; Analea McGarey; Robert McGarey e Lia Nelson; dra. Helene Wechsler e Nick Ligidakis; e dr. David e dra. Lee McGarey. Obrigada a todos os meus netos: Gabriel Taylor, Julia McGarey, Timothy McGarey, John McGarey, dra. Martha McGarey, dr. Daniel Wechsler, dr. Andrew Wechsler, dra. Hannah Rabinovich, Jessica McGeverly e David McGarey. Ainda estou aprendendo todos os dias com meus 12 (sigo contando!) bisnetos, bem como com os novíssimos tataranetos, que já começaram a chegar.

Este livro não teria nascido se não fosse a determinação de meu agente, Douglas Abrams, que acreditou em mim desde o início. Ofereço gratidão a ele e também a Rachel Neumann, Sarah Rainone e todos da Idea Architects. Sou grata a Jennifer Chan Tren, que teve um papel fundamental em ajudar meu livro a encontrar um lar na Atria, e a Esme Schwall Weigand, cujas primeiras entrevistas e rascunhos me ajudaram a ter uma direção mais clara. Obrigada a Michelle Herrera Mulligan, minha editora na Atria Books, que se arriscou tudo comigo, inverteu o formato e tornou as coisas ainda melhores. Obrigada a Sarah Wright pelo aprimoramento do texto, e a Lynn Anderson pela atenção aos detalhes. Um obrigado extra a meu filho John, que organizou tudo. E obrigada a Kathryn Chandika Liedel, que conseguiu dar sentido às minhas palavras ao enxergar primeiro minha alma e então escrever tudo.

A todos os desafios de minha vida, por meio dos quais aprendi muitas lições, e a todos os momentos maravilhosos que me deram o sumo para enfrentá-los: obrigada. Acredito que há mais momentos bonitos por vir.

Notas

1. Aliya Alimujiang et al., "Association Between Life Purpose and Mortality Among US Adults Older than 50 Years", *JAMA Network Open* 2, n. 5 (24 mai. 2019): e194270, <https://doi.org/10.1001/jamanetworkopen.2019.4270>.
2. Randy Cohen, Chirag Bavishi e Alan Rozanski, "Purpose in Life and Its Relationship to All-Cause Mortality and Cardiovascular Events: A Meta-analysis", *Psychosomatic Medicine* 78, n. 2 (fev.-mar. 2016): 122-33, <https://doi.org/10.1097/psy.0000000000000274>.
3. Patricia A. Boyle et al., "Effect of Purpose in Life on the Relation Between Alzheimer Disease Pathologic Changes on Cognitive Function in Advanced Age", *Archives of General Psychiatry* 69, n. 5 (mai. 2012): 499-504, <https://doi.org/10.1001/archgenpsychiatry.2011.1487>.
4. Elsevier, "Volunteerism: Doing Good Does You Good", *ScienceDaily*, 11 jun. 2020, <www.sciencedaily.com/releases/2020/06/200611094136.htm>.
5. Yogini V. Chudasama, Kamlesh K. Khunti, Francesco Zaccardi, Alex V. Rowlands, Thomas Yates, Clare L. Gillies, Melanie J. Davies e Nafeesa N. Dhalwani, "Physical Activity, Multimorbidity, and Life Expectancy: A UK Biobank Longitudinal Study", *BMC Med* 17, 108 (2019), <https://doi.org/10.1186/s12916-019-1339-0>.
6. Buettner, Dan, "Power 9: Reverse Engineering Longevity", Blue Zones, <https://www.bluezones.com/2016/11/power-9/>.
7. Ashish Sharma, Vishal Madaan e Frederick D. Petty, "Exercise for Mental Health" (carta ao editor), *Primary Care Companion to the Journal of Clinical Psychiatry* 8, n. 2 (abr. 2006): 106, <https://www.ncbi.nlm.nih.gov/pmc/articles/>.
8. Laura Mandolesi et al., "Effects of Physical Exercise on Cognitive Functioning and Wellbeing: Biological and Psychological Benefits", *Frontiers in Psychology* 9 (abr. 2018): artigo 509, <https://doi.org/10.3389/fpsyg.2018.00509>.
9. Lucas V. Lima, Thiago S. S. Abner e Kathleen A. Sluka, "Does Exercise Increase or Decrease Pain? Central Mechanisms Underlying These

Two Phenomena", *Journal of Physiology* 595, n. 13 (jul. 2017): 4141-50, <https://doi.org/10.1113/jp273355>.
10. Elizabeth Blackburn e Elissa Epel, *The Telomere Effect: A Revolutionary Approach to Living Younger, Healthier, Longer* (Nova York: Grand Central Publishing, 2017).
11. Daniel L. Surkalim et al., "The Prevalence of Loneliness Across 113 Countries: Systematic Review and Meta-Analysis", *BMJ*, 9 fev. 2022, e067068, <https://doi.org/10.1136/bmj-2021-067068>.
12. Julianne Holt-Lunstad, "The Potential Public Health Relevance of Social Isolation and Loneliness: Prevalence, Epidemiology, and Risk Factors", *Public Policy & Aging Report* 27, n° 4 (2017): 127-30, <https://academic.oup.com/ppar/article/27/4/127/4782506>.
13. Nicole K. Valtorta et al., "Loneliness, Social Isolation and Risk of Cardiovascular Disease in the English Longitudinal Study of Ageing", *European Journal of Preventive Cardiology* 25, n. 13 (set. 2018): 1387-96, <https://doi.org/10.1177/2047487318792696>.
14. Ashton Applewhite, *This Chair Rocks: A Manifesto Against Ageism* (reimpressão) (Nova York: Celadon Books, 2020).
15. Timothy W. Smith, Carolynne E. Baron e Catherine M. Caska, "On Marriage and the Heart: Models, Methods, and Mechanisms in the Study of Close Relationships and Cardiovascular Disease", *Interpersonal Relationships and Health: Social and Clinical Psychological Mechanisms*, orgs. Christopher R. Agnew e Susan C. South (Nova York: Oxford University Press, 2014), 34-70, <https://doi.org/10.1093/acprof:oso/9780199936632.003.0003>.
16. Liz Mineo, "Good Genes Are Nice, but Joy Is Better", *The Harvard Gazette*, 11 abr. 2017, <https://news.harvard.edu/gazette/story/2017/04/over-nearly-80-years-harvard-study-has-been-showing-how-to-live-a-healthy-and-happy-life/>.
17. Elizabeth D. Kirby et al., "Acute Stress Enhances Adult Rat Hippocampal Neurogenesis and Activation of Newborn Neurons via Secreted Astrocytic FGF2", eLife, 16 abr. 2013, <https://doi.org/10.7554/elife.00362>.
18. Michael W. Stroud et al., "The Relation Between Pain Beliefs, Negative Thoughts, and Psychosocial Functioning in Chronic Pain Patients", *Pain* 84, n. 2 (fev. 2000): 347-52, <https://doi.org/10.1016/s0304-3959(99)00226-2>.

19. Gunnar Kaati et al., "Transgenerational Response to Nutrition, Early Life Circumstances and Longevity", *European Journal of Human Genetics* 15 (25 abr. 2007): 784-90, <https://doi.org/10.1038/sj.ejhg.5201832>.
20. Jonas Hilty et al., "Plant Growth: The What, the How, and the Why", *New Phytologist* 232, n. 1 (out. 2021): 25-41, <https://doi.org/10.1111/nph.17610>.

Impressão e Acabamento:
LIS GRÁFICA E EDITORA LTDA.